S. Hoyer (Hrsg.)

Zugänge zu Ursachen, Klinik und Pharmakotherapie der Demenz vom Alzheimer-Typ

Wissenschaftliches Lektorat:
R. Nitsch

Überreicht
mit den besten Empfehlungen

MERCK

E. Merck, Darmstadt
Abteilung Wissenschaftliche Information

Der Verlag Vieweg ist ein Unternehmen der Verlagsgruppe Bertelsmann.

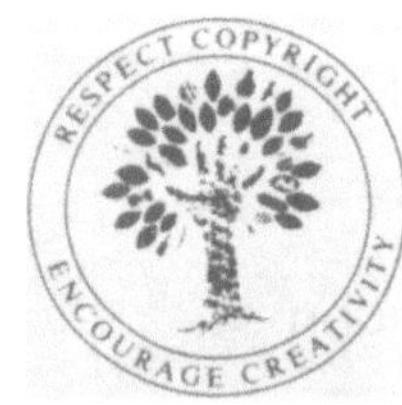

Gesamtherstellung: Lengericher Handelsdruckerei, Lengerich

ISBN 978-3-528-07802-7   ISBN 978-3-322-84357-9 (eBook)
DOI 10.1007/978-3-322-84357-9

Geleitwort

Es dürfte zu den Paradoxien der modernen und hochentwickelten Medizin zählen, daß die durch sie erreichte Zunahme der Lebenserwartung nicht immer von körperlicher und/oder geistiger Gesundheit begleitet wird. Nun ist Alter nicht gleichbedeutend mit Krankheit, die Zunahme von Gebrechen bis hin zur Pflegebedürftigkeit im Alter ist jedoch evident.

Als im mittleren und höheren Lebensalter gehäuft und zunehmend auftretende Erkrankungen des Gehirns sind zu nennen der Hirninfarkt, M. Parkinson, die Depression und Demenzen. Diese zumeist chronisch verlaufenden Krankheiten werden in Zukunft das ärztliche Handeln entscheidend bestimmen, soweit es nicht schon jetzt geschieht. Von den genannten Erkrankungen nimmt die Demenz deshalb eine Schlüsselposition ein, weil sie sowohl als eigenständiges Krankheitsbild z.B. als Demenz vom Alzheimer-Typ als auch im Zusammenhang mit dem Hirninfarkt und dem M. Parkinson auftreten kann und mitunter nicht unerhebliche differentialdiagnostische Schwierigkeiten bei der Abgrenzung zur Depression bereitet.

Im Alter auftretende, d. h. spät erworbene mentale Defizite, die durch Intelligenzeinbußen gekennzeichnet sind, werden als Demenzen bezeichnet. Das Auftreten von Demenzen hat vielfach epidemischen Charakter angenommen. Hierbei spielt die Demenz vom Alzheimer-Typ gegenüber der Demenz vom vaskulären Typ eine herausragende Rolle.

Anläßlich eines Internationalen Workshops über Zugänge zu Ursachen, Klinik und Pharmakotherapie der Demenz vom Alzheimer-Typ wurden aktuelle Ergebnisse zur Morphologie, Pathobiochemie, Differentialdiagnose und Therapie dieses Krankheitsbildes vorgetragen und zwischen Grundlagenwissenschaftlern, Klinikern und niedergelassenen Ärzten intensiv diskutiert. Der vorliegende Berichtsband beinhaltet wesentliche Aspekte des derzeitigen Kenntnisstandes und zeigt gleichzeitig die Bereiche auf, in denen auch in Zukunft noch viel getan werden muß, um die Schrecken von diesem Krankheitsbild und seinen Auswirkungen zu nehmen.

Inhaltsverzeichnis

2

Adressen der Referenten:

BLUSZTAJN, K., Dr., M. D., c/o Dr. R. J. Wurtman,
Massachusetts Institute of Technology, Dpt. of Brain and
Cognitive Science,
E 25/604, Cambridge, MA 02139, USA

HOYER, S., Prof. Dr. med., Arbeitsgruppe Hirnstoffwechsel im
Institut für Pathochemie und Allgemeine Neurochemie der
Universität Heidelberg, Im Neuenheimer Feld 220/221, 6900
Heidelberg

MARTIN, K. J., Dr., Gonville and Caius College, Cambridge
CB2 1TA, Great Britain

MAURER, K., Prof. Dr. med., Psychiatrische
Universitätsklinik, Füchsleinstraße 15, 8700 Würzburg

NITSCH, R., Dr., Institut für Pathochemie und Allgemeine
Neurochemie der Universität Heidelberg, Im Neuenheimer Feld
220/221, 6900 Heidelberg

RIEDERER, P., Prof. Dr., Psychiatrische Universitätsklinik,
Füchsleinstraße 15, 8700 Würzburg

SALETU, B., Prof. Dr., Psychiatrische Universitätsklinik,
Sektion Pharmakopsychiatrie, Währinger Gürtel 74-76, 1090
Wien, Österreich

SCHLOTE, W., Prof. Dr., Neurologisches Institut der J.-W.-
Goethe-Universität, Deutschordenstraße 46, 6000 Frankfurt 71

SPILICH, G. J., Prof. Dr., Ph. D., Chair & Associate Professor,
Psychology Department, Washington College, Chestertown, MD
21 620, USA

Alzheimer'sche Krankheit im Umfeld der Demenzen. Was versteht man heute darunter? Zu Definition, Prävalenzraten, Pathogenese und Therapie

S. Hoyer, Heidelberg/FRG

Beim Gebrauch des Begriffes Demenz vom Alzheimer-Typ ist zunächst zu fragen, wie Demenz zu definieren ist. In der klassischen Psychopathologie wurde von Karl Jaspers Demenz als Defekt erworbener intellektueller Fähigkeiten definiert. Demenz unterscheidet sich von Amnesie, die sich ausschließlich auf einen zeit- und ereignisgebundenen Vorgang bezieht. Nach Kurt Schneider verstehen wir unter Intelligenz das Ganze der Denkanlage und Denkvollzüge mit ihrer Anwendung auf die praktischen und theoretischen Aufgaben des Lebens. Somit ist Demenz als eine erworbene Störung von Denkanlagen und Denkvollzügen zu verstehen.

Als nächstes stellt sich die Frage, wie man sich unter praktischen Gesichtspunkten der Diagnose Demenz nähern kann und welche differentialdiagnostischen Überlegungen angestellt werden müssen.

Klagt ein Patient oder berichten dessen Angehörige über das Auftreten von Störungen der Gedächtnisleistung, der Merkfähigkeit, des Konzentrationsvermögens, der Emotionalität oder der Persönlichkeit, ist zunächst zu prüfen, ob diese Veränderungen Krankheitswert besitzen oder nicht. Wird ein Krankheitswert erkannt, ist zu fragen, ob es sich um Störungen vorübergehenden oder bleibenden bis zu zunehmenden Charakters handelt.

Vorübergehende Störungen der Intelligenz können im Zuge körperlicher Störungen bzw. Krankheiten auftreten wie etwa nach Alkoholintoxikation, im Rahmen eines epileptischen Krampfanfalles oder nach einem Schädel-Hirn-Trauma.

Bestehen dementielle Symptome jedoch fort oder nehmen sie gar an Intensität zu, so ist von einer dauernden Beeinträchtigung zerebraler Funktionen auszugehen. An dieser Stelle muß eine intensive Suche nach den Ursachen der dementiellen Störungen beginnen. Hier ist zunächst zu prüfen, ob eine sekundäre Demenz vorliegt, die ihre Ursachen fast ausnahmslos extrazerebral hat. Es ist zu fahnden nach Herz-Kreislauferkrankungen, nach endogenen oder exogenen Intoxikationen, nach Mangelerscheinungen und nach Ereignissen, die Hirnfunktionen exogen beeinträchtigen können, wie Hirntumoren, zerebrale Infektionen und andere Krankheiten, die zu Substanzverlusten in diesem Organ führen.

Können solche Ursachen der Demenz ausgeschlossen werden, ist differentialdiagnostisch an Krankheiten zu denken, die primär im Gehirn selbst ablaufen. Zu nennen sind hier degenerative Hirnerkrankungen wie der Morbus Alzheimer oder der Morbus Pick, Mikroangiopathien und die Depression im höheren Lebensalter. Letztere wird auch häufig als Pseudodemenz bezeichnet, woraus ersichtlich wird, daß hier Symptome wie bei einer Demenz auftreten können, ohne daß diese als Intelligenzeinbußen charakterisiert werden können. Als Beispiel ist hier die Denkhemmung bei der Depression zu nennen, ohne daß die erworbenen intellektuellen Fähigkeiten in Mitleidenschaft gezogen sind. Mikroangiopathien bedingen Mikrozirkulationsstörungen, die als Ursache der vaskulären Demenz mit dem Auftreten multipler kleiner Infarkte in Hirnrinde und Marklager in Erscheinung treten. Hier ist die klinische Symptomatik zu Beginn der Erkrankung im wesentlichen durch emotionale Störungen und weniger durch Einbußen intellektueller Fähigkeiten charakterisiert. Etwas anders ist die klinische Symptomatik gelagert bei der Demenz der weißen Substanz (White Matter Dementia). Hierbei handelt es sich um Durchblutungsstörungen in den längeren Arterien, die sich von der Hirnoberfläche ins Marklager absenken. Dieses Krankheitsbild kann schon zu Beginn mit dem Auftreten intellektueller Einbußen einhergehen. Typisch für die vaskuläre Demenz ist jedoch der schlagartige Beginn und der eher schubweise Verlauf. Die Demenz vom Alzheimer-Typ beginnt demgegenüber eher schleichend und schreitet in der Symptomatik eher langsam voran, wobei allerdings Phasen unterschiedlich starker Progression beobachtet werden können. Die Unterform der Demenz vom Alzheimer-Typ mit frühem Beginn zeigt einen foudroyanten Verlauf und führt in wenigen Jahren zum Tode. Die Demenz vom Alzheimer-Typ mit spätem Beginn dagegen verläuft langsamer, zeigt mitunter Phasen ohne wesentliche Progression und erstreckt sich meist über mehrere Jahre, obwohl auch bei diesen Patienten die Lebenserwartung reduziert ist. Das Konzept der Unterscheidung zwischen Demenzen vom Alzheimer-Typ mit frühem und spätem Beginn ist bereits von Alois Alzheimer selbst vertreten worden. Alzheimer hat schon darauf hingewiesen, daß sich bei präsenilen Demenzen in viel kürzerer Zeit mehr morphologische Abnormalitäten entwickeln und klinisch dramatischere Abläufe zu beobachten sind als das bei den senilen Formen der Fall ist. Die Demenz vom Alzheimer-Typ mit frühem Beginn ist häufig hereditär bedingt, tritt jedoch auch sporadisch auf. Bei der Demenz vom Alzheimer-Typ mit spätem Beginn steigt die Prävalenz von rund 1 % im Alter von 65 Jahren auf nahe 50 % im Alter von 90 Jahren an. Aus dieser Beobachtung läßt sich die Frage ableiten, ob Alter ein Risikofaktor für das Auftreten einer Demenz ist. Diese Frage muß in den nächsten Jahren durch weitere epidemiologische, pathobiochemische und klinische Untersuchungen geklärt werden mit dem Ziel, die Risikogruppen zu definieren, die im höheren Alter eine Demenz entwickeln können.

Ursächlich kann für das Auftreten einer Demenz vom Alzheimer-Typ mit spätem Beginn eine Reihe von unterschiedlichen Faktoren in Betracht kommen. Diese Faktoren verfügen über die Eigenschaft, Neuronen im Gehirn in bestimmten Arealen so zu schädigen, daß sie vermehrt zugrunde gehen und als Folge davon ein zerebrales Krankheitsbild auslösen und bedingen. Solche auslösenden Größen können etwa freie Radikale sein, die im Gehirn unter bestimmten Bedingungen vermehrt entstehen und Membranen schädigen. In Betracht gezogen werden müssen auch Störungen der Kalziumhomöostase innerhalb der Zelle, wodurch es zur Schädigung sowohl des internen Milieus als auch von Membranen kommt. Obwohl der Einfluß externer Faktoren momentan nur spekulativ sein kann, ist es nicht abwegig, anzunehmen, daß durch chronische Exposition mit organischen Lösungsmitteln, Schwermetallen oder Aluminium besonders vulnerable Neuronen geschädigt werden, wodurch dann wiederum entsprechende klinische Defizite auftreten können.

Bisherige Untersuchungen haben keinen Hinweis dafür ergeben, daß eine chronische Minderperfusion des Gehirns Ursache für eine Demenz vom Alzheimer-Typ sein kann.

Durch morphobiologische Untersuchungen am Gehirn zu Lebzeiten bei Patienten mit einer Demenz vom Alzheimer-Typ und frühem Beginn hat sich gezeigt, daß der glykolytische Glukosestoffwechsel und der Schritt der Pyruvatoxidation im Gehirn herausragend gestört sind. Dabei scheinen der weitere Abbau der Glukose im Zitronensäurezyklus und der Mechanismus der Energiebildung offenbar nicht verändert zu sein. In dem Beitrag von R. Nitsch in diesem Band wird im Einzelnen darauf eingegangen, welchen Rang die Störung der zellulären Glukosehomöostase für die Auslösung einer Demenz vom Alzheimer-Typ hat.

Vor einigen Jahren wurde die cholinerge Hypothese der Demenz vom Alzheimer-Typ intensiv erörtert, wobei die primäre Störung in der Bildung von Azetylcholin gesehen wurde. Bekanntermaßen ist die Bildung von Azetylcholin im Gehirn bei der Demenz vom Alzheimer-Typ erheblich reduziert. Da Azetylcholin als zentralnervöser Neurotransmitter funktionell mit der Akquisition von Gedächtnisinhalten verknüpft ist, korrelieren die klinischen Symptome der Demenz mit der Reduktion des Azetylcholingehaltes im Gehirn. Es war daher naheliegend, therapeutische Versuche zu unternehmen, dieses Defizit zu beeinflussen, um so die klinische Symptomatik zu bessern. Auf diese Fragestellung geht K. J. Martin in seinem Beitrag besonders ein, während K. Blusztajn den Cholinstoffwechsel und seine Besonderheiten eingehend erörtert. An dieser Stelle soll aber darauf hingewiesen werden, daß das azetylcholinerge Defizit im Gehirn zwar für bestimmte klinische Symptome der Demenz verantwortlich gemacht werden kann, nicht jedoch Ursache der massiven Zelluntergänge in bestimmten Hirnarealen sein kann.

Wie bereits erwähnt, leiden bei der Demenz vom Alzheimer-Typ mit frühem Beginn bestimmte Neuronenpopulationen besonders stark unter einem Mangel ihres physiologischen Nährstoffes Glukose. Diese Zellen verbrauchen anstelle der Glukose zelleigene Aminosäuren, um genügend Energie zu gewinnen. Dadurch wird die intrazelluläre Homöostase erheblich in Mitleidenschaft gezogen, was auch die intrazelluläre Kalziumhomöostase betrifft. Wird dieser Vorgang nicht unterbrochen, wirkt sich ein sich selbst unterhaltender Prozeß der Zellzerstörung in bestimmten Hirnregionen aus, wozu der Hippocampus und die Hirnrindenschichten II, III und V gehören.

Es ist durchaus vorstellbar, daß diese pathobiochemische Kaskade der Zellzerstörung, die ganz unterschiedliche Faktoren wie etwa gestörte Kalziumhomöostase, Membraninstabilität, abnorme Phosphorylierung von Proteinen usw. enthält, an unterschiedlichen Stellen pharmakotherapeutisch beeinflußt werden kann. Dadurch kann es möglich sein, den Krankheitsprozeß hinsichtlich der Schnelligkeit des Ablaufes zu beeinflussen. Es wird die Aufgabe weiterer Untersuchungen sein, bei nootropen Substanzen, die sich in der Therapie der Demenz vom Alzheimer-Typ bewährt haben, derartige Wirkungsmechanismen aufzuklären.

Literatur beim Verfasser

Alzheimer'sche Krankheit - aktuelle neuropathologische Aspekte

W. Schlote, Frankfurt/FRG

Dementielle Syndrome können sehr verschiedene strukturelle Korrelate haben. Man lernt in den letzten Jahren immer besser, die Form und den Verlaufstyp von dementiellen Erkrankungen mit den strukturellen Veränderungen zu korrelieren, die man im Gehirn vorfindet. Diese könnten entweder in vivo mit den bildgebenden Techniken dargestellt oder postmortal morphologisch nachgewiesen werden. Kennzeichnend ist die fluktuierende Symptomatik bei den vaskulären Enzephalopathien bzw. Demenzen, dagegen die kontinuierlich zunehmende, progrediente Symptomatik sowie der psychische Verfall bei der senilen Demenz vom Alzheimer-Typ. Diesen beiden Verlaufsformen liegen ganz unterschiedliche Hirnveränderungen zugrunde. Die klinisch-pathologische Korrelation läßt sich immer deutlicher herstellen, doch gibt es auch dabei noch sehr viele ungeklärte Fragen.

Die präsenile Demenz vom Alzheimer-Typ, also der Morbus Alzheimer sensu stricto, beeindruckt durch die große Zahl seniler Plaques, welche die Großhirnrinde durchsetzen. In den präsenilen Fällen verlaufen die Vorgänge akuter, die Veränderungen sind klinisch wie auch morphologisch eindeutig schwerer. Bei einer Demenz vom Alzheimer-Typ, die im Senium auftritt, wird man nicht immer eine solch große Zahl von senilen Plaques vorfinden, wie sie der Morbus Alzheimer sensu stricto zeigt. Die Marksubstanz bleibt völlig frei. An jenen Stellen, an denen sich senile Plaques ausgebildet haben, ist der synaptische Informationstransfer in der Großhirnrinde unterbrochen. Zusätzlich zu den Plaques finden sich die etwas weniger auffälligen, aber bedeutsamen Alzheimer'schen Fibrillen in den Nervenzellen, die durch diese Fibrillenanhäufungen geschädigt oder bereits abgestorben sind. Doch sehr viele Zellen bleiben gleichwohl noch intakt. Die Plaqueshäufigkeit und die Häufigkeit der Ausbildung der Alzheimer'schen Fibrillen nehmen bemerkenswerter Weise mit zunehmendem Erkrankungsalter ab. Bei sehr spätem Manifestationsalter, also bei Patienten, die in einem Alter zwischen 70 und 80 Jahren an seniler Demenz vom Alzheimer-Typ erkranken, nähern sich die Zahlen der Plaques und der Alzheimer'schen Fibrillen allmählich denen der normalen altersgleichen Kontrollfälle. Denn auch beim Gesunden finden sich hin und wieder einzelne Plaques und Alzheimer'sche Fibrillen in den Nervenzellen. Dieser Befund spricht gegen die These, daß bei jedermann, wenn er nur alt genug wird, zwangsläufig eine senile Demenz vom Alzheimer-Typ auftreten müßte. Im Gegenteil ist bekannt, daß kaum jemals oberhalb des neunzigsten Lebensjahres senile Demenzen vom Alzheimer-Typ beobachtet werden.

Wichtig ist die Klärung der Frage, wie es zur Plaquesbildung kommt, jenem ganz wesentlichen pathologischen Strukturelement beim Morbus Alzheimer und bei der senilen Demenz vom Alzheimer-Typ (siehe Abbildung 1 im Anhang, Seite I)

Man kann heute nach Untersuchungsergebnissen von Kang und Müller-Hill, Köln, Masters, Perth und Beyreuther, Heidelberg, davon ausgehen, daß bei Patienten mit einer Demenz vom Alzheimer-Typ ein niedermole-

kulares amyloidogenes Protein, das A-4-Protein, vermehrt in der Hirnrinde und anderen grauen Substanzen des Gehirns vorhanden ist, und
zwar wahrscheinlich in den extrazellulären Räumen. Dieses A-4-Protein
besteht aus 43 oder 44 Aminosäuren. An bestimmten Stellen kommt es
zur Polymerisation dieses Proteins zu hochpolymeren Fibrillen, den
Amyloidfibrillen. Diese stellen sich in Form von Depots in fleckförmiger
oder sphärischer Gestalt dar. Es wird angenommen, daß die Polymerisation ein lokaler Prozeß ist, der durch zelluläre Vorgänge angestoßen wird,
die man zwar noch nicht genau kennt, ein Prozeß jedoch, der zur Voraussetzung hat, daß zunächst A-4-Protein vermehrt im Hirngewebe anwesend
ist. Das A-4-Protein wird durch ein Gen auf dem Chromosom 21 codiert
(Robakis et al.). Die Potenz zur Bildung dieses A-4-Proteins ist bei jedem
Menschen vorhanden, doch scheint die pro Zeiteinheit produzierte Menge
individuell verschieden zu sein. Durch Änderung der genetischen Aktivität
dieses Gens auf dem Chromosom 21 tritt A-4 bei der Demenz vom Alzheimer-Typ vermehrt auf. Damit ist das Risiko erhöht, daß sich Depots
bilden. In der Umgebung der Amyloid-Depots werden Struktur und
Stoffwechsel der Nervenzellfortsätze gestört. So entsteht um die senilen
Plaques ein Kranz aus reaktiv verdickten Dendriten und Axonen von Nervenzellen. Diese können später wieder verschwinden, aber auch lange in
dieser Form erhalten bleiben. Elektronenmikroskopisch lassen sich diese
Vorgänge genau verfolgen. Es genügt ein winziges Areal aus einigen
Amyloidfädchen, die bereits Anlaß zu schweren Veränderungen der be-
nachbarten Dendriten und Axone geben. Bei stärkerer Vergrößerung
sieht man im elektronenmikroskopischen Bild, daß sich die Amyloidfi-
brillenbündel in den extrazellulären Räumen zwischen den Zellfortsätzen
gebildet haben und sich überall zwischen die Zellfortsätze schieben. Das

Amyloid besteht elektronenmikroskopisch aus miteinander verwobenen Bündeln der Amyloidfibrillen. Bei der Entstehung der Amyloidfibrillen können die Hirnkapillaren wahrscheinlich eine besondere Rolle spielen. Sehr häufig sieht man Kapillaren inmitten einer senilen Plaque, an manchen Stellen ziehen Kapillaren mitten in die Plaque hinein und durch sie hindurch. Es ist anzunehmen, daß die Gefäßwandzellen, die Kapillarwandzellen, wahrscheinlich die Perizyten der Kapillaren, an der Polymerisation des A-4-Proteins zur Amyloidfibrille beteiligt sind. Auch die Mikroglia-Zellen des Gehirns, die zum großen Teil mesodermaler Herkunft sind, spielen offensichtlich eine Rolle bei diesem Prozeß. Mit einer histochemischen Reaktion (PAS) läßt sich an den Plaques darstellen, wie um das Amyloid-Depot herum als ein Kranz ringförmig Mikroglia-Zellen aufgereiht sind. Die Mikroglia-Zellen fungieren möglicherweise als Provokatoren bei der Polymerisation der A-4-Vorstufe des Amyloids zur Amyloidfibrille (siehe Abbildung 2 im Anhang, Seite II)

Die Alzheimer'schen Fibrillen entstehen stets intrazellulär, innerhalb der Nervenzelle. Sie bestehen wiederum aus Untereinheiten, Filamenten, die aber nicht untereinander verwoben, sondern parallel gelagert sind und die, genauso wie das Amyloid, eine intensive Doppelbrechung im polarisierten Licht geben, da es sich um gerichtete Strukturen handelt. Bei Darstellung dieser Alzheimer'schen Fibrillen in Nervenzellen mittels Polarisation kann man sehen, wie die einzelnen Nervenzellen in unterschiedlichem Maß von der Einlagerung des fremdartigen Materials beladen sind (siehe Abbildung 3 im Anhang, Seite III). Viele Zellen sind noch frei, in anderen Zellen ist die Anhäufung bereits wesentlich stärker ausgeprägt. An wieder anderen Stellen ist nur noch das Depot übrig und die Nervenzelle bereits untergegangen. Die Fibrillenanhäufungen bringen demnach die Nervenzellen um. Das ist wahrscheinlich ein langsamer Prozeß, denn teilweise sind Zellen noch in einem schon schwer veränderten Zustand erhalten, ihr Zellkern ist noch erkennbar, der Nukleolus noch vorhanden und die Proteinsynthese also noch möglich. Funktionell müssen diese Nervenzellen aber bereits schwer gestört sein. Elektronenmikroskopisch erscheinen bei stärkerer Vergrößerung diese parallel liegenden Fibrillen als Doppelfäden, die schraubenförmig umeinander gewunden sind und in regelmäßigen Abständen Einschnürungen aufweisen. Sie werden als paired helical filaments (PHF) bezeichnet. Die Kernmembran des Nervenzellkerns ist normalerweise kreisrund, die hier beschriebene pathologische hat jedoch eine völlig irreguläre Kontur, die Zelle ist also bereits in einem fortgeschrittenen Stadium der Degeneration. Die Mitochondrien sind geschwollen, was ein Hinweis auf eine mögliche Energiestoffwechselstörung ist, die sich in diesen Zellen abspielt. Diese Beobachtung stützt auch ein Konzept, wonach Energiestoffwechselstörungen eine erhebliche Rolle bei den degenerativen Prozessen an den Nervenzellen bei der Alzheimer'schen Krankheit spielen können (Hoyer).

Im Mittelpunkt der gegenwärtigen Diskussion steht die These von der multifaktoriellen Genese der Alzheimer'schen Krankheit. Danach stellt der genetische Defekt nur eine Prädisposition dar, während für den Ausbruch der Krankheit toxische, exogene oder metabolische Faktoren von entscheidender Bedeutung sein können. Nach ihnen wird noch gesucht. Die PHF in Nervenzellen haben beim Morbus Alzheimer einen anderen Aufbau als die Amyloidfibrillen. Dennoch geht Beyreuther, Heidelberg, zusammen mit Masters, Perth, davon aus, daß es sich bei diesen PHF ebenso wie bei dem Amyloid der Plaques um Produkte des A-4-Proteins handelt. Sie nehmen an, daß das A-4-Protein aus der Nervenzelle selbst stammt, und zwar aus einem Rezeptorprotein der neuronalen Zellmembran. Dieses Rezeptorprotein, das in der Zellmembran verankert ist, soll durch einen Vorgang, den man bislang noch nicht genau kennt, aus der Membran herausgetrennt werden. Sein Mittelteil entspricht, wie Beyreuther nachgewiesen hat, dem A-4-Protein. Dieses wird aus dem Verband des großen Moleküls herausgelöst, schwimmt in das Zellinnere ab und könnte durch Polymerisation innerhalb der Zelle pathologische Filamente bilden, die sich zu den PHF zusammenfügen und in solchen Fällen ein anderes Aussehen haben als Amyloidfilamente. Die Ursache hierfür ist bisher noch unbekannt. Jedoch ist nicht auszuschließen, daß Beyreuther bei seinen Untersuchungen an den PHF Verunreinigungen durch senile Plaques mit in den Präparaten hatte, so daß das A-4-Protein, das er in PHF-Fraktionen nachgewiesen hat, möglicherweise auch aus Plaques stammen könnte. Aufgrund einer neueren Arbeit meint Beyreuther, dies ausschließen zu können. Damit wäre eine einheitliche Genese zweier ganz verschieden aussehender Produkte, zum einen des extrazellulären Amyloids, zum anderen des intrazellulären Paired Helical Filaments, erwiesen.

Sicher ist bislang, daß bei den Alzheimer'schen Fibrillen auch noch normale Zellbestandteile mit in das Endprodukt eingebaut sind. Immunhistochemisch konnte nachgewiesen werden, daß in diesen Filamenten auch Neurofilamentproteine, also Proteine der normalen Neurofilamente aus der Nervenzelle, miteingefügt sind. Dies sind hochphosphorylierte Neurofilamentproteine. Man kann mit einem Antikörper gegen phosphorylierte Neurofilament-Epitope die Alzheimer'schen Fibrillen, das heißt das fibrilläre Material der PHF, intensiv positiv darstellen. Wahrscheinlich sind diese Alzheimer'schen Fibrillen also ein Mixtum verschiedener Produkte, doch ist auch durchaus denkbar, daß der Grundkörper das A-4-Protein ist, so daß letzten Endes auch diese Fibrillen auf eine genetische Störung, nämlich eine Hyperaktivität des A-4-codierenden Gens auf dem Chromosom 21, zurückgeführt werden können.

Wenig bekannt ist, daß Nervenzellen beim Morbus Alzheimer nicht nur auf diesem Weg zugrunde gehen. Anhand von Ergebnissen aus elektronenmikroskopischen Untersuchungen am Hirngewebe (diagnostische Hirnbiopsie zum Ausschluß einer Jakob-Creutzfeld-Erkrankung) wurde dargestellt, daß bei Morbus Alzheimer neben Zellen mit PHF auch schwer degenerierende Nervenzellen ohne Alzheimer'sche Fibrillen vorkommen. Man muß also davon ausgehen, daß der fibrillenbildende Prozeß nicht der einzige ist, der bei der Alzheimer'schen Krankheit Zellen zur Degeneration und zum Untergang bringt (eigene Untersuchung von Schlote und Kauss, Frankfurt). Auch andere Autoren wie z. B. die Gruppe um Neary (Manchester) haben Hinweise hierfür gefunden. Hierbei könnten durchaus wiederum Energiestoffwechselstörungen eine Rolle spielen. Auf welcher genetischen Basis sich derartige Störungen abspielen, ist noch unbekannt.

Wichtig ist die Erkenntnis, daß beim Morbus Alzheimer, also bei der präsenilen und der senilen Demenz vom Alzheimer-Typ, diese primäre neuronale Degeneration auftritt, die entweder auf dem Weg der Fibrillenbildung oder auch ohne sie erfolgt, wobei die Nervenzellen degenerieren und langsam zugrunde gehen (siehe Abbildung 4 im Anhang, Seite IV). Es bleiben aber auch in fortgeschrittenen Stadien noch eine ganze Reihe Nervenzellen intakt, vor allem in der Großhirnrinde. Jedoch können diese Zellen durch Verlust ihrer afferenten Verbindungen aus tiefer gelegenen Hirngebieten funktionell gestört sein. Bestimmte Kerngebiete im Hirnstamm, vor allem der cholinerge Nucleus basalis Meynert, andere Gebiete, die Noradrenalin abgeben, vor allem der Locus caeruleus des Mittelhirns und die Raphekerne in der Medulla oblongata, die serotoninerg sind, verlieren bei der Alzheimer'schen Krankheit Nervenzellen. Alle drei Kerngebiete sind über Neuriten mit der Großhirnrinde verschaltet. Wenn diese Nervenzellen mit ihren Neuriten zugrunde gehen, wird auch eine große Zahl noch intakter Nervenzellen in der Großhirnrinde, mit denen diese Zellen verschaltet sind, funktionell gestört. Im Extremfall kommt es zu einer Deafferenzierung kortikaler Pyramidenzellen. Die Minderung der Transmitter-Konzentration mehrerer Neurotransmitter in der Großhirnrinde beim Morbus Alzheimer ist erwiesen. Bekannt ist, daß es bei Patienten mit Morbus Alzheimer zu geringeren Konzentrationen von Azetylcholin, Noradrenalin sowie Serotonin in der Hirnrinde kommt als bei gesunden Kontrollpatienten. Daher ist es durchaus sinnvoll und gerechtfertigt, nach Wegen zu suchen, dieses Defizit pharmakologisch auszugleichen. Das Ziel ist daher, an diese noch intakten Nervenzellen, die ihre Afferenzen verloren haben, die Transmitter heranzubringen, die dort normalerweise aus den Kerngebieten im Hirnstamm via synaptische Transmission zur Verfügung gestellt werden. Da der zelluläre Degenerationsprozeß sehr langsam verläuft, ist davon auszugehen, daß selbst bei schweren Fällen von Morbus Alzheimer noch viele intakte Nervenzellen in der Hirnrinde vorhanden bleiben. Das läßt sich auch beispielsweise elektronenmikroskopisch in Hirnbiopsien

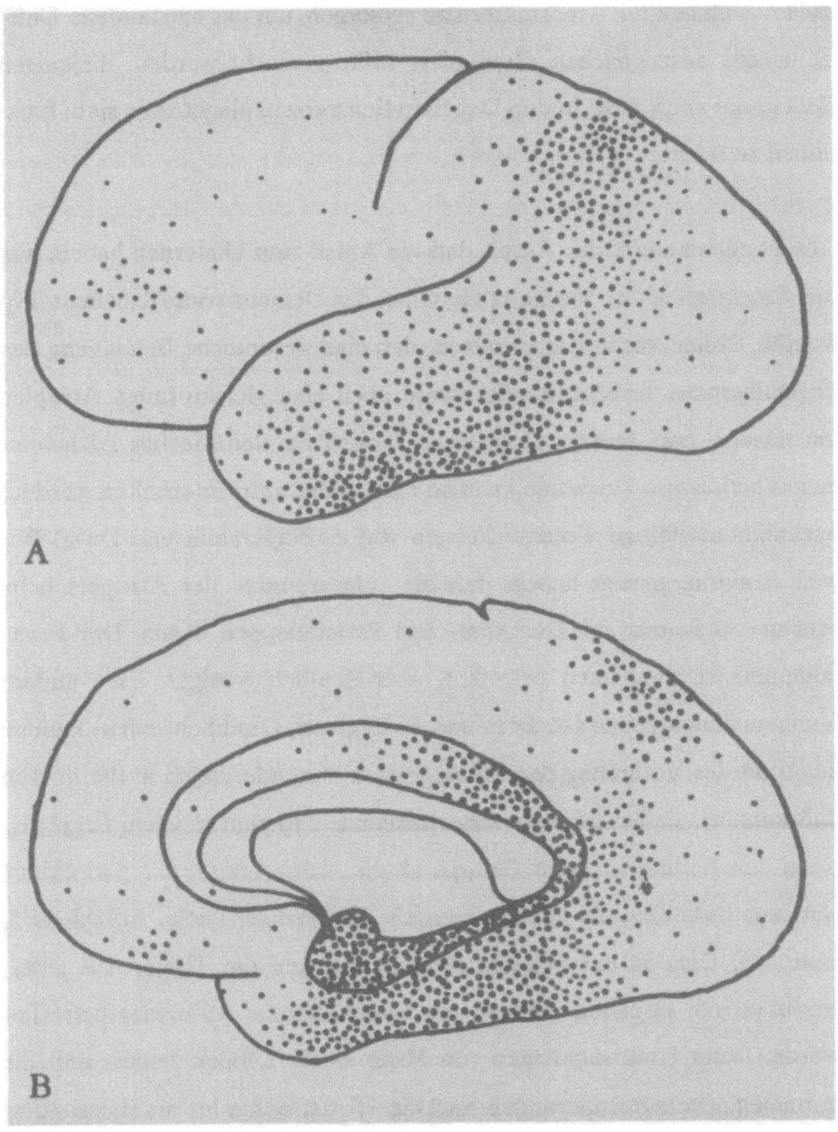

Der Schwerpunkt der Rindenveränderungen bei Demenz vom Alzheimer-Typ liegt im Schläfen- und Scheitellappen. (Aus Brun und Englund, 1986).

von Alzheimer-Patienten nachweisen. Es ist daher aussichtsreich, diese Zellen artifiziell mit Transmittern zu versorgen, um das entstandene Defizit wieder auszugleichen. Zumindest sollte versucht werden, diejenigen Zellen, die noch nicht in den Degenerationsprozeß eingetreten sind, funktionell zu stärken.

Abschließend meint der Autor, daß wir Anlaß zum Umlernen haben, was die Topographie der Veränderungen bei der Demenz vom Alzheimer-Typ betrifft. Bisher wurde angenommen, daß eine wesentliche Beteiligung des Frontallappens vorliegt, häufig wurde auch eine gleichförmige Atrophie im Frontal- und Temporallappen als typisch für den Morbus Alzheimer angesehen. Diese Annahme kann so nicht mehr aufrechterhalten werden, nachdem sorgfältige Untersuchungen von A. Najlerahim und David Bowen, London, gezeigt haben, daß die Schwerpunkte der Atrophie beim Morbus Alzheimer im Temporal- und Parietallappen liegen. Der Frontallappen ist zwar auch betroffen, aber deutlich weniger. Eine andere Untersuchungsgruppe (A. Brun und E. Englund, Lund/Schweden) kommt aufgrund der Verteilung der histologischen Veränderungen in der grauen Substanz bei seniler Demenz vom Alzheimer-Typ zum gleichen Ergebnis. Nach den Befunden dieser Gruppe ist die Achse temporal - parietal am stärksten betroffen, der Stirnlappen sehr viel weniger (siehe Abbildung 5, Seite 19). Dies ist ein weiteres Argument gegen die These, daß jeder, würde er nur alt genug werden, von einem Morbus Alzheimer betroffen würde. Denn Untersuchungen von Haug et al., Lübeck zeigen, daß die normalen Altersveränderungen und die Hirnatrophie im normalen Alterungsprozeß eindeutig im Stirnlappen am stärksten ausgeprägt sind. Beim normalen alten Menschen ist die Hirnatrophie morphometrisch, also quantitativ im Stirnhirn stärker als in den anderen Teilen. Der Autor spricht sich daher sehr deutlich gegen die These aus, der Morbus Alzheimer sei eine obligate Alterskrankheit. Vielmehr ist Morbus Alzheimer eine Krankheit sui generis und muß als solche bekämpft werden.

Erwähnt werden muß in diesem Zusammenhang, daß es auch eine Stirnhirndemenz als Krankheit gibt, die selten auftritt und deren Ätiologie bisher noch nicht geklärt ist. Bei dieser Erkrankung treten keine senilen Plaques und keine Alzheimer'schen Fibrillen auf. Auch von der Pick'schen Atrophie läßt sie sich unterscheiden. Es handelt sich demnach um einen Non-Pick-non-Alzheimer-Typ der Demenz. Diese ist auch klinisch von der Demenz vom Alzheimer-Typ abgrenzbar. Während bei der Demenz vom Alzheimer-Typ frühe, schwere amnestische Störungen das Leitsyndrom darstellen, bestimmen bei der Demenz vom Frontalhirntyp frühe Persönlichkeitsveränderungen und nur ein sehr unterschiedlich ausgeprägter Gedächtnisverlust das Bild. Bei der Frontalhirndemenz stehen Apathie und Nachlassen der sozialen Verantwortung im Vordergrund der Verhaltensstörung, während sozialer Kontakt und Aktivität beim Morbus Alzheimer im Vergleich zu der schweren Gedächtnisschwäche noch längere Zeit erhalten bleiben können. Neurologisch fallen bei der Frontalhirndemenz im Frühstadium vor allem primitive orale Reflexe auf, dagegen stehen beim Morbus Alzheimer extrapyramidale Zeichen im Vordergrund. Die Freqenz dieser Fälle von Non-Pick-non-Alzheimer-Demenz ist sehr viel geringer als die des Morbus Alzheimer.

Einen weiteren Aspekt des Dazulernens betrifft die Erkenntnis, daß bei der Alzheimer'schen Krankheit die weiße Substanz schwer betroffen sein kann (Hoyer). Dies ist auch aus Untersuchungen schwedischer Neuropathologen (E. Englund und A. Brun, Lund) bekannt. Sie fanden eine Aufhellung des zentralen Marklagers des Großhirns bei relativer Erhaltung der U-Fasern. Verschiedene Schweregrade der Markauflockerung führen von einer leichten über eine mäßiggradige bis zu einer schweren Auflockerung der Markfaserdichte. Wird der Wassergehalt an Gehirnen mit dieser Markaufhellung bestimmt, findet man, daß in altersentsprechenden Normalfällen etwa 70 % Wasser in der Marksubstanz enthalten ist, dagegen werden in der Marksubstanz bei Patienten mit Morbus Alzheimer deutlich höhere Werte bis 79 % gefunden. Diese Schädigung des Großhirnmarklagers wird als Subacute Incomplete White Matter Infarction (SIWI) bezeichnet. Dabei ist der Begriff Infarction sicherlich schlecht gewählt, denn es handelt sich um eine diffuse Schädigung, nicht aber um einen lokalen Gewebsschaden. Hier ist offensichtlich die ionale Homöostase der Marksubstanz gestört, so daß mehr Wasser zurückgehalten wird als normalerweise. Die Flüssigkeit kann im Unterschied zum Normalgewebe nicht mehr zurückgepumpt werden. Höhere Schweregrade dieser Markveränderungen korrelieren auch mit höheren Graden der Veränderungen in der grauen Substanz und schwererer klinischer Symptomatik der Alzheimer'schen Erkrankung. Sie können jedoch auch fehlen, sind also nicht obligat. Offenbar sind diese Markveränderungen bisher übersehen worden. Da die Topographie dieser Markveränderungen sich nicht an die Topographie der Veränderungen in der grauen Substanz hält, kommen die Autoren zu dem Schluß, daß keine sekundäre Markveränderung (sekundäre Faserdegeneration aufgrund des Neuronenausfalls) vorliegt, sondern daß es sich um die Folgen einer Minderperfusion handelt, jedoch nicht auf der Grundlage einer vaskulären Enzephalopathie. Möglicherweise muß bei der Alzheimer'schen Krankheit zusätzlich zum primär degenerativen Prozeß an den Nervenzellen auch mit weiteren Veränderungen gerechnet werden, vielleicht ausgelöst durch die Minderung der adrenergen Versorgung der Hirngefäße infolge Ausfalls afferenter noradrenerger Systeme. Der Locus caeruleus ist mit seinen noradrenergen Axonen an der Gefäßinnervation des Großhirns beteiligt. Bei einem Ausfall dieser adrenergen Afferenzen könnten durchaus Perfusionsstörungen im Großhirn auftreten, wobei offenbliebe, warum sie sich nur in der Marksubstanz manifestieren. Beim Morbus Alzheimer findet man in der Großhirnrinde keinen Hinweis auf zirkulatorisch bedingte oder hypoxische Schäden. Es erscheint in jedem Falle lohnend, diesen Markveränderungen im Großhirn bei der Alzheimer'schen Krankheit auch von radiologischer Seite im zeitlichen Längsschnitt nachzugehen. Die Frage, ob derartige, möglicherweise durch ein noradrenerges Defizit ausgelöste Zirkulationsstörungen einem therapeutischen Zugang offenstehen, wäre des weiteren zu prüfen.

Literatur:

Beyreuther K, Beer J, Hilbich, C, Dyrks T, Fischer P, Weidemann A, Mönning U, Multhaup G, Cramer M, Salbaum J M, Wehr S, Martins R, Simms G, Rumble B, Fuller S, Hutchinson L, Masters C L (1988) Molecular Pathology of Amyloid Deposition in Alzheimer's Disease A.S. Henderson and J. H. Henderson, Editors, Etiology of Dementia of Alzheimer's Type. Dahlem Workshop Reports, Life Sciences Research Report 43, John Wiley & Sons 1988, Chichester-New York-Brisbane-Toronto-Singapore.

Brun A, Englund E (1986) A White Matter Disorder in Dementia of the Alzheimer Type: A Pathoanatomical Study
Ann Neurol 19: 253-262

Englund E, Brun A, Alling C (1988) White matter changes in dementia of Alzheimer's type - biochemical and neuropathological correlates
Brain 111: 1425-1439

Haug H, Barmwater U, Eggers R, Fischer D, Kühl S, Sass N L (1983) Anatomical changes in aging brain: morphometric analysis of the human prosencephalon, in: Brain Aging: Neuropathology and Neuropharmacology, eds. J. Cervos-Navarro and I. Sarkander
Aging 21: 1-12

Hoyer S (1988) Metabolism and Circulation in Normal and Abnormal Aging Processes of the Brain. What are the Mechanisms of Neuronal Degeneration?
A.S. Henderson and J.H. Henderson, Editors, Etiology of Dementia of Alzheimer's Type, Dahlem Workshop reports, Life Research Report 43, John Wiley & Sons 1988, Chichester-New York-Brisbane-Toronto-Singapore

Kang J, Lemaire H-G, Unterbeck A, Salbaum J M, Masters C L, Grzeschik K-H, Multhaup G, Beyreuther K, Müller-Hill B (1987) The precursor of Alzheimer's disease amyloid A4 protein resembles a cell-surface receptor
Nature Vol. 325, 19. February 1987, Nr. 6106, p: 733-736

Kauss J, Schlote W (1987) Quantitative Untersuchungen am Gyrus cinguli (Area 24) im Alter und bei Morbus Alzheimer
32. Jahrestagung Deutsche Gesellschaft für Neuropathologie und Neuroanatomie, Marburg, FRG, Oct. 14-17, 1987

Masters C L, Beyreuther K (1987) Neuronal origin of cerebral amyloidogenic proteins: their role in Alzheimer's disease and unconventional virus diseases of the nervous system
Selective neuronal death. Wiley, Chichester (Ciba Foundation Symposium 126) p: 49-64, 1987

Najlerahim A, Bowen D M (1988) Regional weight loss of the cerebral cortex and some subcortical nuclei in senile dementia of the Alzheimer type
Acta Neuropathologica (Berl) 75:509-512

Neary D, Snowen J S, Mann D M A, Bowen D M, Sims N R, Northen B, Yates P O, Davidson A N (1986) Alzheimer's disease: a correlative study
J. Neurol. Neurosurg. Psychi. 49: 229-237

Robakis N K, Wisniewski H M, Jenkins E C, Devine-Gage E A, Houk G E, Xiu-Lan Yao, Ramakrishna N, Wolfe G, Silverman W P, Brown W T (1987) Chromosome 21q21 Sublocalisation of Gene Encoding Beta-Amyloid Peptide in Cerebral Vessels and Neuritic (Senile) Plaques of People with Alzheimer's Disease and Down Syndrome
The Lancet, February 14, 1987, p: 384

Schlote W (1988) What are the Relationships between Clinical Manifestations and Neuro pathology?
A.S. Henderson and A. H. Henderson, Editors, Etiology of Dementia of Alzheimer's Type, Dahlem Workshop Reports, Life Sciences Report 43, John Wiley & Sons 1988, Chichester-New-York-Brisbane-Toronto-Singapore

Fehlsteuerungen im zerebralen Glukose-stoffwechsel als möglicher Auslöser der Demenz vom Alzheimer-Typ

R. Nitsch, Heidelberg/FRG

Der Anteil der Demenz vom Alzheimer-Typ an der Gesamtheit der Altersdemenzen beträgt inzwischen 50 - 70 %. Die Multiinfarktdemenz, also die auf arteriosklerotischen Veränderungen basierende, durch zerebrovaskuläre Insuffizienz verursachte Demenz stellt dagegen nur einen etwa 15 - 30%igen Anteil an allen Demenzen dar (Tomlinson 1980). Allein die restlichen 15 - 20 % sind jedoch in gewissem Umfang therapierbar, da sich hier zumeist Ursachen endokriner Natur, Verschiebungen im Elektrolythaushalt, Intoxikationen, Infektionen, raumfordernde zerebrale Prozesse und dergleichen mehr als Auslöser der Demenz diagnostizieren lassen (Mumenthaler 1987). Für die Demenz vom Alzheimer-Typ besteht noch keine kausale Therapiemöglichkeit, nicht zuletzt deshalb, weil die Pathogenese dieser Erkrankung bislang noch als ungeklärt gelten muß.

Die vorliegende Arbeit behandelt die metabolischen Veränderungen im Alzheimergehirn und versucht, diese in einen einheitlichen theoretischen Rahmen zu stellen.

In Tabelle 1 sind die zerebralen Durchblutungsraten sowie einige wichtige Stoffwechselparameter der Gehirne von Patienten mit einer Demenz vom Alzheimer-Typ mit jenen von altersgleichen gesunden Kontrollpersonen verglichen (Hoyer et al. 1988). Die hier untersuchten Patienten wiesen ein Durchschnittsalter von 46 Jahren auf, es handelt sich also um die früh einsetzende Form der Demenz vom Alzheimer-Typ. Die Diagnosestellung

Tabelle 1

Demenz vom Alzheimer-Typ: Durchblutungs- und Stoffwechselparameter des Gehirns im Vergleich zu altersidentischen Kontrollpersonen.

	Kontrollpersonen	Alzheimerpatienten
n	11	20
Alter (Jahre)	44,00 $\pm$ 11,00	46,00 $\pm$ 9,00
CBF (ml/100 g min)	55,70 $\pm$ 3,00	54,50 $\pm$ 2,50
CMR-O_2 (ml/100 g min)	3,46 $\pm$ 0,24	3,24 $\pm$ 0,22
CMR-CO_2 (ml/100 g min)	3,73 $\pm$ 0,52	3,37 $\pm$ 0,30
CMR-Glukose (mg/100 g min)	4,97 $\pm$ 0,28	2,77 $\pm$ 0,25*
CMR-Laktat (mg/100 g min)	0,30 $\pm$ 0,11	0,67 $\pm$ 0,08*
Laktat/Glukose-Index	0,06 $\pm$ 0,01	0,25 $\pm$ 0,05*

*Werte als x $\pm$ S.D., *p < 0,025 (t-test), CBF: cerebraler Blutfluß, CMR: cerebrale Metabolisierungsrate. (Hoyer et al. 1988).*

erfolgte aufgrund der Ergebnisse einer Reihe psychometrischer Tests sowie den EEG-und CT-Befunden unter Ausschluß anderer, für eine Demenz ursächlich in Frage kommender Krankheitsbilder. Bemerkenswert ist, daß die Anamnese dieser Patienten nur einige Wochen bis maximal 6

26

Monate zurückreichte, so daß in dieser Untersuchung die Erkrankung in *statu nascendi* erfaßt werden konnte.

Die zerebrale Durchblutung dieser Patienten ist völlig unverändert, sie liegt zusammen mit jener der altersgleichen Kontrollgruppe im Bereich der Werte, die auch bei jüngeren Erwachsenen gemessen werden und damit im Normbereich (Lassen 1985). Daß nach längerer Krankheitsdauer mit massivem Neuronenverlust die Hirndurchblutungsrate als Folge fortschreitender Hirnatrophie abnimmt, versteht sich von selbst. Interessant ist jedoch, daß zu Beginn der Alzheimer'schen Erkrankung die Blutversorgung des Gehirnes unbeeinträchtigt zu sein scheint, trotz bereits bestehender Symptomatik. Es müssen also andere Pathomechanismen als eine eingeschränkte Durchblutung für die bereits bestehenden Symptome verantwortlich sein.

Ebenfalls in Tabelle 1 dargestellt sind die Ergebnisse von an denselben Patienten durchgeführten Messungen der zerebralen Metabolisierungsraten von Sauerstoff und Kohlendioxid, also der Sauerstoffaufnahme und der Kohlendioxidabgabe des Gehirnes. Auch diese beiden zerebralen Stoffwechselparameter sind im Frühstadium der Erkrankung völlig unverändert. Somit kann davon ausgegangen werden, daß sowohl die Durchblutung als auch die Oxidation von Substraten und die daraus resultierende Kohlendioxidabgabe des Gehirnes trotz bereits bestehender Symptomatik der beginnenden Demenz vom Alzheimer-Typ unverändert bleiben.

Tabelle 1 zeigt jedoch auch weitere zerebrale Stoffwechselparameter derselben Patienten, die sich deutlich von jenen der Kontrollgruppe unterscheiden. Die zerebrale Glukosemetabolisierungsrate, also diejenige Menge an Glukose, die vom Gehirn aufgenommen und verstoffwechselt wird, ist schon im Frühstadium der Erkrankung auf nahezu die Hälfte vermindert. Dieser Befund ist deshalb von besonderer Bedeutung, weil Glukose für das Gehirn - im Gegensatz zu fast allen anderen Organen - das einzige exogene Substrat darstellt, das zur Energiegewinnung herangezogen werden kann. Gleichzeitig ist bei diesen Patienten die zerebrale Metabolisierungsrate von Laktat, also diejenige Menge an Laktat, die im Gefolge des Hirnstoffwechsels entsteht und vom Gehirn in die hirnvenöse Blutbahn abgegeben wird, auf über den doppelten Betrag gesteigert. Somit steigt bei der Demenz vom Alzheimer-Typ - bei verminderter Glukoseaufnahme - diejenige Menge an Glukose, die vom Gehirn zu Laktat metabolisiert wird (Laktat/Glukose-Index) von 6 % auf 25% an. Dieser Glukoseanteil steht nur dem glykolytischen Abbauweg mit einer vergleichsweise geringen ATP-Ausbeute zur Verfügung und ist der wesentlich effektiveren oxidativen Phosphorylierung nicht mehr zugänglich.

Tabelle 2 zeigt eine Zusammenstellung von Messungen weiterer Stoffwechselparameter aus der Literatur. Die Pyruvatdehydrogenase im postmortalen frontalen Kortex von Alzheimerpatienten zeigt eine deutlich reduzierte Aktivität im Vergleich zu altersgleichen Kontrollen (Sorbi et al. 1983).

Dieses Ergebnis steht in Einklang mit der oben beschriebenen Erhöhung der Laktatabgabe. Es lässt sich daraus schließen, daß der Flux von Pyruvat nach Azetyl-CoA eingeschränkt ist und Pyruvat im Gefolge via Laktatde-

Tabelle 2

Demenz vom Alzheimer-Typ: Enzymaktivitäten, Azetylcholinsynthese, GABA-Konzentration und energiereiche Phosphate im frontalen Kortex.

	Kontrolle	Alzheimer
PDH (nmol/mg prot min)	3,30 $\pm$ 0,40	2,00 $\pm$ 0,20[a] (1)
CAT (mol/g h)	0,91 $\pm$ 0,28	0,49 $\pm$ 0,15[d] (2)
ACh-Synth (dpm/mg prot min)	6,60 $\pm$ 1,20	3,90 $\pm$ 1,20[c] (3)
GABA (mol/g)	0,99 $\pm$ 0,08	0,71 $\pm$ 0,07[b] (4)
ATP (nmol/mg prot)	12,50 $\pm$ 2,40	9,90 $\pm$ 2,40[a] (5)
ADP (nmol/mg prot)	2,63 $\pm$ 1,02	2,08 $\pm$ 0,67 (5)
AMP (nmol/mg prot)	2,74 $\pm$ 0,80	1,96 $\pm$ 0,47[b] (5)
Adenylate energy charge	0,772 $\pm$ 0,046	0,781 $\pm$ 0,041 (5)

[a]p < 0,05, [b]p < 0,02, [c]p < 0,01, [d]p < 0,001, PDH: Pyruvatdehydrogenase, CAT: Cholin-Azetyl-Transferase, ACh: Azetylcholin, GABA: Gamma-Aminobuttersäure. (1): Sorbi et al. 1983, (2): Foster et al. 1986, (3): Sims et al. 1983 a, (4): Ellison et al. 1986, (5): Sims et al 1983 b.

hydrogenase zu Laktat metabolisiert wird, was die oben genannten hohen Laktatabgaben erklärt.

Daß die Aktivität der Cholin-Azetyl-Transferase - die mit der Pyruvatdehydrogenaseaktivität positiv korreliert ist (Sorbi et al. 1983) - ebenfalls reduziert ist, stellt eines der am häufigsten reproduzierten Ergebnisse an Alzheimergehirnen dar. Stellvertretend sei die Untersuchung von Foster et al (1986) genannt. Die Reduktion der Cholin-Azetyl-

Transferaseaktivität geht einher mit einer signifikanten Abnahme der Azetylcholinsynthese im Kortex von Alzheimergehirnen (Sims et al. 1983a). Diese Befunde führten - in Analogie zur Beeinträchtigung des dopaminergen Systems beim Parkinson-Syndrom - zur cholinergen Hypothese der Demenz vom Alzheimer-Typ mit entsprechenden Folgerungen zur Therapie im Sinne einer Substitution.

Das cholinerge System ist jedoch bei weitem nicht das einzige beeinträchtigte Neurotransmittersystem: Ebenfalls vermindert ist die Konzentration des Neurotransmitters Gamma-Aminobuttersäure (GABA) im zerebralen Kortex von Alzheimerpatienten (Ellison et al. 1986), dessen Synthese von der Verfügbarkeit von Alpha-Ketoglutarat aus dem Tricarbonsäurezyklus abhängig ist. Eine Verminderung des Schlüsselsubstrats des Tricarbonsäurezyklus', Azetyl-CoA, bedingt durch reduzierte Glukoseaufnahme und erniedrigte Pyruvatdehydrogenaseaktivität könnte somit das Defizit an GABA erklären. Neben dem GABA-ergen System sind noch eine ganze Reihe weiterer Neurotransmittersysteme betroffen, auf die an anderer Stelle dieses Bandes eingegangen wird (Riederer).

Es könnte nun vermutet werden, daß es in dieser durch Substratmangel in Glykolyse und Tricarbonsäurezyklus gewissermaßen "reduzierten" Stoffwechsellage zu einer Abnahme der ATP-Ausbeute kommen könnte. Wie die Untersuchung von Sims et al. (1983b) zeigt, ist dies jedoch nur sehr bedingt der Fall, denn hier wird lediglich eine Reduktion der ATP-Konzentration um etwa 20 % beschrieben (Tabelle 2). Wird die Adenylate Energy Charge (Siesjö 1978) als Maß des energetischen Ladungszustandes eines Gewebes in Form des Verhältnisses von zur Verfügung stehender

ATP-Konzentration zu der bereits metabolisierten Menge an ATP, also der ADP- und AMP-Konzentration berechnet, so zeigt sich, daß dieser Wert völlig unverändert bleibt. Es kann also selbst unter den vorliegenden pathologischen Veränderungen eine Art "Notenergiestoffwechsel" aufrechterhalten werden, der hinsichtlich der ATP-Ausbeute erstaunlich effektiv ist.

In Zusammenschau mit den oben dargestellten unveränderten zerebralen Metabolisierungsraten von Sauerstoff und Kohlendioxid der beginnenden Alzheimer'schen Erkrankung ergibt sich damit eine offensichtlich nahezu ungestörte oxidative Phosphorylierung. Hierzu müssen bei verminderter Glukoseaufnahme allerdings andere oxidierbare Substrate herangezogen werden. Infrage kommen zum Beispiel intrinsische zerebrale Proteine und Phospholipide.

Die Ergebnisse unserer Untersuchung des zerebralen Protein- und Aminosäurestoffwechsels sind in Tabelle 3 dargestellt.

Die zerebrale arteriovenöse Differenz und damit die Freisetzung von Aminosäuren aus dem Gehirn ist bei Patienten mit Alzheimer'schen Erkrankung um ein vielfaches höher als bei jungen gesunden Kontrollpersonen. Dies ist ein Zeichen gesteigerter Proteolyse und damit Hinweis auf eine katabole Stoffwechselsituation. Darüberhinaus läßt sich eine regelrechte Inversion des Ammoniakstoffwechsels des Alzheimergehirnes beobachten: Während das jugendliche Gehirn sogar ein begrenztes Maß an Ammoniak aufnimmt, werden von den Gehirnen der Alzheimerpatienten große Mengen an Ammoniak - dem Endprodukt des Aminosäureabbaus -

Demenz vom Alzheimer-Typ: Zerebraler Proteinstoffwechsel im Vergleich zu jugendlichen Kontrollpersonen. Arterio-venöse Differenzen

	Kontrolle	Alzheimer
	[Amino-N in mmol/l $\times$ 10^{-4}]	
n	15	4
Aminosäuren	-33 ± 6	-463 ± 35*
Ammoniak	$+66 \pm 9$	-231 ± 24*
Stickstoffbilanz	$+33 \pm 7$	-676 ± 24*
Glutamat	$-\ 4 \pm 1$	$-\ 13 \pm 12$ (n.s.)
Aspartat	$-\ 1 \pm 1$	$-\ 17 \pm 13$*
Glycin	$-\ 6 \pm 2$	-102 ± 64*

Werte als x $\pm$ S.D., *p < 0,05, n.s.: nicht signifikant, + : zerebrale Aufnahme, -: zerebrale Abgabe. (Hoyer und Nitsch 1989).

abgegeben. Diese Beobachtung ist Hinweis auf den oxidativen Abbau zerebraler Proteine. Das Alzheimergehirn weist also im Gegensatz zu Gehirnen von Kontrollpersonen eine negative Stickstoffbilanz auf und befindet sich damit in einer durch gesteigerte Proteolyse verursachten katabolen Stoffwechselsituation. Es kann davon ausgegangen werden, daß das Defizit an dem Glukosestoffwechsel entstammenden oxidierbaren Substraten zumindest teilweise durch den Abbau endogener Proteine ausgeglichen wird und somit Sauerstoffverbrauch, Kohlendioxidproduktion und ATP-Synthese in nahezu unverändertem Ausmaß aufrechterhalten werden können. Ein solcher kataboler Zustand muß jedoch zu funktionellen und - insbesondere bei längerem Bestehen - zu strukturellen Beeinträchtigungen der betroffenen Zellen führen.

Darüberhinaus folgt die Freisetzung von Aminosäuren aus dem Alzheimergehirn einem spezifischen Verteilungsmuster (Tabelle 3). So findet sich eine statistisch unveränderte Freisetzung von Glutamat, während die Abgabe von Glycin und Aspartat deutlich auf über das 10-fache erhöht ist (Hoyer und Nitsch 1989). Glutamat scheint also vom Alzheimergehirn im Rahmen der Aspartat-Aminotransferasereaktion dem Tricarbonsäurezyclus und somit der oxidativen Phosphorylierung zugeführt zu werden, während das in derselben Reaktion entstehende Aspartat im Gewebe akkumuliert (Procter et al 1988), und in hohen Konzentrationen in das hirnvenöse Blut abgegeben wird. Hohe Konzentrationen an Aspartat stimulieren wiederum N-Methyl-d-Aspartat-Rezeptoren (NMDA-Rezeptoren), die bei Aktivierung einen gesteigerten Ca^{++}-Influx nach intrazellulär ermöglichen (Jahr und Stevens 1987). Eine auf diese Weise gesteigerte intrazelluläre Kalziumkonzentration kann allerdings über die Aktivierung von Proteasen und Phospholipasen strukturelle Bestandteile der Zelle zerstören und somit bis zum Untergang der betroffenen Zelle führen (Rothmann 1984).

Der in spezifischer Weise veränderte Stoffwechsel bei Patienten mit einer Demenz vom Alzheimer-Typ stellt sich schematisch wie folgt dar: Die unbeeinträchtigte Sauerstoffaufnahme geht einher mit einer Verminderung der Glukoseaufnahme, einer erhöhten Laktatproduktion und -abgabe, verminderten Aktivitäten von Pyruvatdehydrogenase und Cholin-Azetyl-

Transferase sowie einer eingeschränkten Synthese von Azetylcholin und GABA. Die CO_2-Abgabe ist unbeeinträchtigt, die ATP-Synthese nur in geringem Ausmaß eingeschränkt (siehe Abbildung 1, Seite 35). Da Glukose das einzige dem Blut entstammende Substrat darstellt, das dem Gehirn zur oxidativen Phosphorylierung zur Verfügung steht, die oxidative Phosphorylierung im Falle der Demenz vom Alzheimer-Typ aber nahezu unbeeinträchtigt scheint, müssen andere oxidierbare Substrate die fehlende Glukose ersetzen. Diese können sich auf Grund der selektiven Eigenschaften der Blut-Hirn-Schranke nur aus intrazellulären Ressourcen rekrutieren. Da die Nervenzelle über oxidierbare Reservesubstrate wie Glykogen nur in vergleichsweise äußerst geringem Ausmaß verfügt, werden andere, und zwar funktionelle Bestandteile der Zelle zur Oxidation herangezogen. Infrage kommen hier in erster Linie intrazelluläre Proteine, deren durch Proteasen zu freien Aminosäuren abgebauten Bestandteile in die Oxidation eingeschleust werden. Als weitere Substrate zum Ersatz für die der oxidativen Phosphorylierung fehlenden Glukose kommen Phospholipide der Plasmamembran sowie der intrazellulären Membransysteme infrage. Phospholipide können via Beta-Oxidation über Azetyl-CoA der oxidativen Phosphorylierung zugeführt werden. Diese Kombination von Protein- und Membranabbau hat selbstverständlich Auswirkungen auf die funktionelle und strukturelle Integrität des betroffenen Neurons. Eine solche Störung könnte durchaus alleine schon in der Lage sein, die Gehirnatrophie und - abhängig von der jeweiligen Lokalisation der Läsion - die Symptomatik der Patienten zu verursachen. Darüber hinaus besteht in dieser Stoffwechselsituation zusätzlich die Voraussetzung zur Entstehung dessen, was als morphologisches Korrelat in nahezu allen histologisch untersuchten Alzheimergehirnen zu finden ist:

Demenz vom Alzheimer-Typ: zerebraler Stoffwechsel

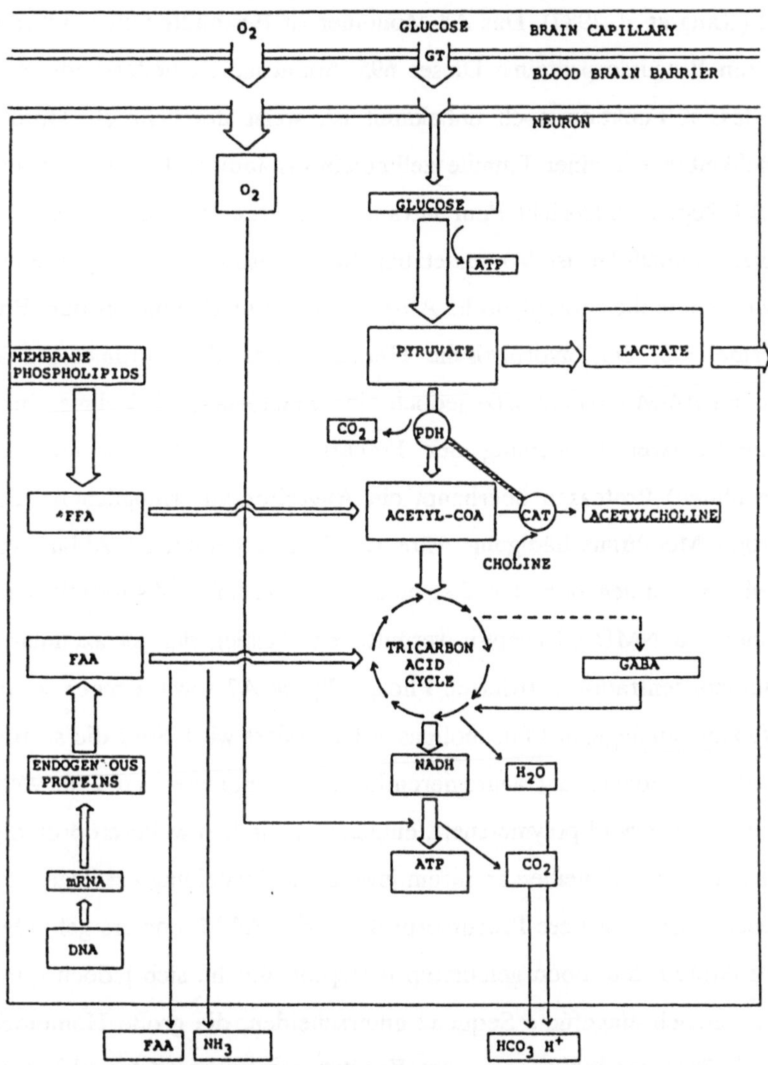

*GT: Glukosetransporter, FFA: Freie Fettsäuren, FAA: Freie Aminosäuren,
PDH: Pyruvatdehydrogenase, CAT: Cholin-Azetyl-Transferase.*

Den Amyloidablagerungen in Form der Plaques sowie der neurofibrillären Tangles. Grundbaustein dieses Amyloids ist ein aus etwa 40 Aminosäuren bestehendes Monomer, A4- oder Amyloid-Beta-Protein genannt (Kang et al. 1987). Das A4-Monomer ist Bestandteil eines weitaus größeren Precursorproteins. Dieses 695 Aminosäuren umfassende Protein, dessen Funktion noch unbekannt ist, weist deutliche strukturelle Ähnlichkeiten mit einer Familie zellmembranständiger Rezeptoren auf. Die A4-Region entspricht dem intramembranären Bestandteil des Rezeptors. Demzufolge ist Voraussetzung für das isolierte Vorliegen eines A4-Monomers die proteolytische Abspaltung dieser Region aus dem Precursormolekül. Das hydrolytische Heraustrennen des intramembranär liegenden A4-Monomers setzt jedoch eine Zerstörung der Zellmembran in unmittelbarer Umgebung der Precursorproteine voraus, um den (hydrophilen) Proteasen überhaupt ein Angreifen zu ermöglichen. Eine derartige Membranschädigung wäre durch den oxidativen Abbau von Phospholipiden gegeben, der über eine durch die hohen Aspartatkonzentrationen via NMDA-Rezeptor vermittelten Anstieg der intrazellulären Kalziumkonzentration aktivierten Phospholipase A2 sowie einigen weiteren kalziumabhängigen Phospholipasen katalysiert wird. Sind die so freigewordenen, hochgradig aggregierenden A4-Monomere erst zum völlig unlöslichen Amyloid polymerisiert, entgehen sie jedem weiteren proteolytischen Abbau und bleiben an ihrem jeweiligen Entstehungsort liegen. Inzwischen wurden weitere Precursorproteine des A4-Monomers gefunden, die strukturell dem oben genannten Rezeptor ähneln, sich jedoch durch eine zusätzlich eingefügte Sequenz unterscheiden, die große Homologie zu Serin-Protease-Inhibitoren vom Kunitztyp aufweist (Kitaguchi et al. 1988, Ponte et al. 1988, Tanzi et al. 1988). Inhibitoren vom Kunitztyp hemmen spezifisch Serinproteasen wie Trypsin, Chymotrypsin, Plasmin, Kathepsin und Elastase. Derartige Proteaseinhibitoren dienen also vorrangig der Regulation proteolytischer Enzymaktivitäten. Die Regulation erfolgt spezifisch, d.h. nur bestimmte Proteasen sind in ihrer Aktivität von einem Inhibitor regulierbar, während jene anderer Proteasen völlig unbeeinträchtigt bleibt. Da die Veränderungen des neuronalen Stoffwechsels von Alzheimerpatienten eine gesteigerte Proteasenaktivität erforderlich machen, kann auch eine reflektorische Zunahme der Konzentration bestimmter Inhibitoren im Sinne eines Feedback angenommen werden. Diese Proteaseinhibitoren unterliegen allerdings ihrerseits dem proteolytischen Abbau, was zu einer gesteigerten Freisetzung von A4-Monomeren führt, die dann zu Amyloid polymerisieren. Die insbesondere in den betroffenen Hirnregionen deutlich gesteigerte Expression des das Amyloid-Precursor-Protein codierenden Gens (PAD-Gen, auf Chromosom 21), die als weitere notwendige Voraussetzung für die Entstehung von Amyloid anzusehen ist, wird im Rahmen einer durch zellulären Stress veränderten Regulation des PAD-Gens diskutiert. Die oben beschriebene kompensatorische Stoffwechselverschiebung könnte durchaus für einen solchen zellulären Stress verantwortlich sein. Um diese Frage einer endgültigen Klärung zuzuführen, bedarf es allerdings noch einer ganzen Reihe eingehender Untersuchungen der Auswirkungen des zellulären Metabolismus' auf die Genregulation.

Somit sind die Veränderungen im Glukose-, Protein- und Energiestoffwechsel des Gehirnes bei der Alzheimer'schen Erkrankung in weitaus umfassenderem Maße als bislang angenommen in der Lage, sowohl die Symptomatik als auch die morphologischen und neurochemischen Veränderungen der Demenz vom Alzheimer-Typ zu erklären. Möglicherweise können über diesen Zugang zur Pathogenese der Alzheimer'schen Erkrankung neue therapeutische Konzepte entwickelt werden.

Literatur:

Ellison D W, Beal M F, Mazurek M F, Bird E D, Martin J B (1986) A postmortem study of amino acid neurotransmitters in Alzheimer's disease.
Ann Neurol 20: 616-621.

Foster N L, Tamminga C A, O'Donohue T L, Tanimoto K, Bird E D, Chase T N (1986) Brain choline acetyltransferase activity and neuropatide Y concentrations in Alzheimer's disease.
Neurosci Lett 20: 71-75.

Hoyer S, Nitsch R (1989) Cerebral excess release of neurotransmitter amino acids subsequent to reduces cerebral glucose metabolism in early-onset dementia of Alzheimer type.
J Neural Transm: 75:227-232.

Hoyer S, Oesterreich K, Wagner O (1988) Glucose metabolism as the site of the primary abnormality in early-onset dementia of Alzheimer type?
J Neurol 235: 143-148.

Jahr C E, Stevens C D (1987) Glutamate activates multiple single channel conductances in hippocampal neurons.
Nature 325: 522-525.

Kang J, Lemaire H-G, Unterbeck A, Salbaum J M, Masters C, Grzeschilk K-H, Multhaup G, Beyreuther K, Mueller-Hill B (1987) The precursor of Alzheimer's disease amyloid A4 protein resembles a cell-surface receptor.
Nature 325: 733-736.

Kitaguchi N, Takahashi Y, Tokushima Y, Shiojiri S, Ito H(1988) Novel precursor of Alzheimer's disease amyloid proteinshows protease inhibitory activity.
Nature 331: 530-532.

Lassen N A (1985) Normal average value of cerebral blood flow in younger adults is 50 ml/100 g min.
J Cereb Blood Flow Metabol 5: 347-349.

Mumenthaler M (1987) Behebbare und vermeidbare Demenzen.
Schweiz med Wschr 117: 964-967.

Ponte P, Gonzalez-DeWhitt P, Schilling J, Miller J, Hsu D, Greenberg B, Davis K, Wallace W, Lieberburg I, Fuller F, Cordell B (1988) A new amyloid mRNA contains a domain homologous to serine proteinase inhibitors.
Nature 331: 525-527.

Procter A W, Palmer A M, Francis P T, Lowe S L, Neary D, Murphey E, Doshi R, Bowen D M (1988) Evidence of glutamatergic denervation and possible abnormal metabolism in Alzheimer's disease.
J Neurochem 50: 790-802.

Riederer P (1988) in diesem Band.

Rothman S (1984) Synaptic release of exitatory neurotransmitter mediates anoxic neuronal death.
J Neruosci 4: 1884-1891.

Siesjö B K (1978) Brain energy metabolism. p. 180.
Wiley, Chichester.

Sims N R, Bowen D M, Allen S J, Smith C C T, Neary D, Thomas D J, Davison A N (1983a) Presynaptic cholinergic dysfunction in patients with dementia.
J. Neurochem 40: 503-509.

Sims N R, Bowen D M, Neary D, Davison A N (1983b) Metabolic processes in Alzheimer's disease: Adenine nucleotide content and production of 14COx from U-14C glucose in vitro in human neocortex.
J Neurochem 41: 1329-1334.

Sorbi S, Bird E D, Blass J P (1983) Decreased pyruvate dehydrogenase complex activity in Huntington and Alzheimer brain.
Ann Neurol 13: 72-78

Tanzi R E, McClatchey A I, Lamperti E D, Villa-Komaroff L, Gusella J F, Neve R L (1988) Protease inhibitor domain encoded by an amyloid protein precursor mRNA associated with Alzheimer's disease.
Nature 331: 528-530.

Tomlinson B E (1980) The structural and quantitative aspects of the dementias. In: Roberts P J (Ed.) Biochemistry of Dementia. pp. 15-52.
Wiley, Chinchester.

Die cholinerge Hypothese der Demenz vom Alzheimer-Typ und daraus abzuleitende Behandlungsstrategien

K. Blusztajn, Cambridge/USA

Die cholinerge Hypothese der Demenz vom Alzheimer-Typ besagt, daß die für diese Erkrankung charakteristischen Gedächtnisstörungen auf eine Degeneration bestimmter cholinerger Neuronen zurückgeführt werden können. Diese Hypothese stützt sich auf zwei Beweislinien: eine morphologisch/biochemische und eine auf den Ergebnissen von Tierversuchen basierende.

Grundlagen der cholinergen Hypothese

Schon im Frühstadium der Alzheimer-Erkrankung beginnt die Degeneration bestimmter cholinerger Neuronenverbände. Betroffen sind sowohl die kortikalen Nervenendigungen, die von den Projektionsfasern des Nucleus basalis Meynert ausgehen, als auch die Endigungen im Hippocampus, die ihren Ursprung in den Neuronen des Nucleus medioseptalis haben. Auch andere cholinerge Neuronen degenerieren, insbesondere diejenigen, die vom diagonalen Broca-Band ausgehen und zum Corpus amygdaloideum projizieren. Bemerkenswert ist aber, daß eine Reihe von cholinergen Neuronen verschont bleibt, insbesondere jene kleinen Interneuronen im Corpus striatum, deren Untergang bei Alzheimer-Kranken noch nie beobachtet werden konnte. Nur die Neuronen mit langem Axon degenerieren. Wenn man bei Tieren im Nucleus basalis Meynert Läsionen setzt oder die

Fimbrien durchtrennt, um die septohippocampale Bahn zu unterbrechen, entwickeln sich stets Gedächtnisstörungen. Manchmal läßt sich diese Störung verhindern oder lindern, wenn man cholinerge Agonisten im weiteren Sinne verabreicht.

Das Cholin-Gleichgewicht

Die Frage lautet nun: "Warum sind die cholinergen Neuronen für einen Krankheitsprozeß anfällig, und worin unterscheiden sie sich von anderen Zellen?"

Ein cholinerges Neuron hat mit allen anderen Körperzellen gemeinsam, daß es Cholin als Vorstufe für Phosphatidylcholin verwendet. Phosphatidylcholin ist die wichtigste Phospholipid-Komponente in allen Membranen aller Zellen. In cholinergen Zellen kann Cholin jedoch auch als Vorstufe für Azetylcholin verwendet werden. Azetylcholin wird in Vesikel eingeschlossen und bei Depolarisation des Neurons aus dem Zytoplasma in den synaptischen Spalt abgegeben. In cholinergen Zellen besteht somit ein dynamisches Gleichgewicht zwischen dem in Form von Phosphatidylcholin in den Membranen gespeicherten Cholin, dem freien Cholin und dem Azetylcholin. Dieses Gleichgewicht ist in den bei der Alzheimer'schen Erkrankung befallenen Neuronen aus unbekanntem Grund so verschoben, daß Cholin-Phospholipide als Cholin-Reservoir für die Synthese von Azetylcholin dienen. Im Lauf der Zeit erschöpft sich der Vorrat an Cholin-Phospholipiden, so daß es zu strukturellen und folglich auch funktionellen Veränderungen der Membranen kommt.

Experimentelle Untersuchungen

Diese Vorgänge wurden in zwei experimentellen Ansätzen untersucht: Einmal verwendeten wir Gewebeschnitte aus dem Corpus striatum der Ratte, die in einer physiologischen Lösung gehalten wurden. Der andere Ansatz bestand aus Kulturen cholinerger Zellen einer Neuroblastomzell-Linie (LA-N-2).

Corpus-striatum-Schnitte: Man kann vom Corpus striatum Schnitte gewinnen, sie mit physiologischer Lösung perfundieren und darin die Freisetzung von Azetylcholin messen. Ohne Stimulation wird Azetylcholin mit einer bestimmten Basalrate freigesetzt. Während elektrischer Stimulation des Schnitts steigt die Azetylcholin-Freisetzung auf eine mehr oder weniger konstante Rate und kehrt nach Ende der Stimulation wieder auf den Ruhewert zurück. Diesen Schnitten wird kein Cholin zugeführt; der Schnitt ist also in der Lage, ohne Cholin-Zufuhr von außen Azetylcholin freizusetzen. Allerdings läßt sich die Azetylcholin-Freisetzung in Ruhe und während Stimulation steigern, wenn man Cholin in physiologischen Konzentrationen zusetzt.

Wird ein Zyklus von abwechselnder Ruhe und Stimulation über mehrere Stunden fortgesetzt, so zeigt sich, daß die Azetylcholin-Freisetzung über einen Zeitraum von mehreren Stunden aufrechterhalten werden kann: Bei fortgesetzten Stimulationen kommt es jedesmal zur Azetylcholin-Freisetzung in hohen Konzentrationen. Dabei ist die gesamte Menge von freigesetztem Azetylcholin um ein Mehrfaches größer als die Gesamtmenge an Azetylcholin und Cholin, die vor Beginn des Versuchs in dem Gewebeschnitt vorhanden war. Demnach muß ein endogener Cholin-Pool existieren, der die Vorstufe für die Azetylcholin-Synthese bereitstellt.

Es wird postuliert, daß Phospholipide einen solchen Pool darstellen. Daher wurden die gesamten Phospholipide in den stimulierten Schnitten gemessen. Dabei beobachtete man im Cholin-freien Medium mit steigender Zahl der Stimulationsperioden eine dosisabhängige Abnahme der Gesamt-Phospholipide: Nach acht Stimulationsperioden waren etwa 25 Prozent der gesamten Phospholipide verbraucht. Bemerkenswert ist, daß die Zufuhr von Cholin in physiologischer Konzentration diese Verarmung für bis zu sechs Stimulationsperioden verhindern konnte. Cholin ist demnach in der Lage, die Azetylcholin-Freisetzung zu steigern und kann auch den Verlust von Phospholipiden in den Schnitten während - in diesem Fall - sechs Stimulationsperioden vollständig verhindern.

An diese Ergebnisse schloß sich die Frage an: "Beruht der gesamte Verlust von Phospholipiden auf dem Verlust von Phosphatidylcholin, oder sind auch andere Membranbestandteile betroffen?" Es wurden daher verschiedene Phospholipide gemessen, die allgemein in Membranen vorkommen: Phosphatidylcholin, Phosphatidylethanolamin und Phosphatidylserin.

Zu Beginn des Experiments fand man all diese Phospholipide in einer bestimmten Menge in den Schnitten vor. Nach sechs Stimulationsperioden in Abwesenheit von Cholin war ein Abfall zu beobachten. Die Abnahme war jedoch nicht auf Phosphatidylcholin beschränkt, sondern betraf auch Phosphatidylethanolamin und Phosphatidylserin. Der Verbrauch aller drei

Phospholipide läßt sich durch Zufuhr von extrazellulärem Cholin mit dem Medium verhindern.

Diese Ergebnisse belegen, daß in den Gewebeschnitten während der Stimulation Membranbestandteile abgebaut werden und dabei Cholin entsteht, um das Ausgangssubstrat für die Azetylcholin-Synthese zur Verfügung zu stellen. Die Zugabe von Cholin kann diese Membranen schützen. Hinweise aus Versuchen am Ganglion cervicale superior der Katze lassen vermuten, daß es sich bei den betroffenen Membranen um synaptische Vesikelmembranen handeln könnte.

An diese Resultate schloß sich eine weitere Frage an: "Ist dieser an den Schnitten beobachtete Prozeß spezifisch für cholinerge Zellen, oder findet er auch in anderen Zellen statt?" Da sich diese Frage nicht an Gewebeschnitten beantworten läßt, wurden hierfür Präparationen von reinen cholinergen Zellen verwendet.

Neuroblastomzell-Kulturen: Die Zellen der Neuroblastomzell-Linie LA-N-2 enthalten große Mengen an Azetylcholin und setzen dieses nach Depolarisierung frei. An diesen Zellen sollte geklärt werden, ob die Phospholipide in cholinergen Zellen Vorstufe für die Azetylcholin-Synthese sind.

Phosphatidylcholin wird in cholinergen Zellen auf mehreren Wegen synthetisiert. Einer davon ist die Methylierung von Phosphatidylethanolamin durch das Enzym Phosphatidylethanolamin-N-Methyltransferase. Dieses Enzym benutzt S-Adenosylmethionin als Methylgruppen-Donator, das aus der Aminosäure Methionin synthetisiert wird. Die Zellen wurden daher in Gegenwart von Methionin inkubiert, dessen Methylgruppe radioaktiv markiert war und die Vorstufe für die Phosphatidylcholin-Synthese lieferte. Da es nur diesen einen beschriebenen Weg gibt, um Phosphatidylcholin aus Methionin zu synthetisieren, wäre der Nachweis von radioaktiv markiertem Cholin oder Azetylcholin in mit markiertem Methionin inkubierten Neuronen der sichere Beweis dafür, daß dieses Cholin von Phosphatidylcholin und nicht von anderen Cholin-haltigen Verbindungen stammt.

Dieses Experiment wurde mit LA-N-2-Zellen durchgeführt. Dabei fand man große Mengen von Radioaktivität, die in Phosphatidylcholin eingebaut war. Auf Dünnschichtplatten fand sich die gesamte Aktivität in der Bande, die dem Phosphatidylcholin entsprach.

In weiteren Experimenten wurde eine eigens für diese Versuche entwickelte Hochdruck-Flüssigkeits-Chromatographie verwendet, die es ermöglichte, alle bekannten wasserlöslichen Metaboliten von Cholin zu trennen. Injizierte man Extrakte von LA-N-2-Zellen, die mit Methionin vormarkiert waren, in dieses chromatographische System, konnte ein Radioaktivitätsgipfel nachgewiesen werden, der mit der Retentionszeit für Azetylcholin eluiert wurde. Um dies zu bestätigen, wurde das Probenmaterial einer enzymatischen Hydrolyse mit Azetylcholinesterase unterworfen; danach konnte die gesamte Radioaktivität mit der Retentionszeit von Cholin wiedergefunden werden. Diese Versuche haben demnach dokumentiert, daß Phosphatidylcholin in cholinergen Zellen Vorstufe für Cholin sein kann, welches für die Synthese von Azetylcholin benutzt wird. Weitere

Studien zeigten, daß dieses Azetylcholin auch freigesetzt werden kann. Wenn dieser Stoffwechselweg von Phosphatidylcholin zu Cholin in der Tat bei der Alzheimer'schen Erkrankung betroffen sein sollte, liegt es nahe, dies im Gehirn von Alzheimer-Patienten zu prüfen. Messen lassen sich hier Enzymaktivitäten, z.B. Phospholipase A_2 oder Phospholipase D, sowie die Konzentrationen von Substraten.

In Post-mortem-Hirnpräparaten von Alzheimer-Patienten fand man, daß die Aktivität der Phospholipase D herabgesetzt war. Der gesteigerte Abbau von Phosphatidylcholin kann daher mit Sicherheit nicht auf die Aktivität dieses Enzyms zurückgeführt werden. Folglich blieb nur noch die Möglichkeit der Hydrolyse von Phosphatidylcholin durch Phospholipase A_2 und Lysophospholipase. In Post-mortem-Gewebe war die Aktivität des Enzyms Lysophospholipase bei Alzheimer-Patienten um ein Mehrfaches höher als bei altersgleichen Gesunden. Die Konzentration des Produkts dieser Reaktion, des Glycerophosphocholins, war in drei untersuchten Regionen - zwei Kortexgebieten und Kleinhirn - des Gehirns von Alzheimerpatienten etwa doppelt so hoch wie bei altersentsprechenden Kontrollen. Man hatte geglaubt, daß das Kleinhirn gut als Kontrolle dienen könnte, weil dort die Alzheimer-typischen Plaques und Fibrillen nicht gefunden werden. Überraschenderweise zeigte sich jedoch, daß das Kleinhirn genauso befallen war.

Die Ergebnisse dieser Versuche haben bestätigt, daß im Gehirn von Alzheimer-Kranken der Phospholipid-Metabolismus gestört ist, und daß diese Störung nicht auf die neuropathologisch befallenen Hirnregionen beschränkt ist. Vermutlich findet sich diese Anomalie des Phospholipid-

Stoffwechsels in allen Hirnregionen, sie manifestiert sich funktionell aber nur im Kortex als Degeneration cholinerger Nervenendigungen.

Vorläufige Ergebnisse wurden auch bei Messungen eines weiteren Membranmetaboliten, des Glycerophosphoethanolamins, gewonnen. Glycerophosphoethanolamin wird durch Lysophospholipase aus Lysophosphatidylethanolamin gebildet, genauso wie Glycerophosphocholin aus Phosphatidylcholin entsteht. Auch Glycerophosphoethanolamin war in diesen vorläufigen Untersuchungen im Gehirn von Alzheimer-Kranken gegenüber altersentsprechenden Kontrollen erhöht.

Diese Befunde stimmen daher mit der Vorstellung überein, daß bei der Alzheimer-Krankheit der Phospholipid-Stoffwechsel gesteigert ist, und daß dies nicht für die Hirnregionen spezifisch ist, die allgemein als geschädigt gelten; ferner sind wahrscheinlich neben Phosphatidylcholin auch andere Phospholipide betroffen.

Stand der Erkenntnisse

Der gegenwärtige Stand der cholinergen Hypothese der Alzheimer'schen Krankheit läßt sich folgendermaßen zusammenfassen:
Im gesunden Gehirn wird Cholin für die Synthese von Azetylcholin verwendet, aber Cholin ist reichlich vorhanden und steht im Gleichgewicht mit dem Phosphatidylcholin in den Membranen. Azetylcholin wird freigesetzt und interagiert mit den postsynaptischen Rezeptoren. Bei der Alzheimer'schen Krankheit sind diese Rezeptoren noch vorhanden, denn allgemein findet man keine Veränderungen der muskarinartigen Rezeptoren

im Kortex und nur etwas verringerte nikotinartige Rezeptoren. Aus unbekannten Gründen beginnen jedoch einige Nervenendigungen zu degenerieren. Das hat Auswirkungen für die überlebenden Neuronen. Stirbt ein Neuron, muß ein überlebendes Neuron die fehlende Menge Azetylcholin kompensieren. Das führt dazu, daß dieses Neuron etwas Cholin aus Phospholipiden als Cholin-Quelle für die Azetylcholin-Synthese verwendet. Hält dieser Prozeß über längere Zeit an, beginnt daher auch dieses Neuron zu degenerieren und das nächste Neuron muß noch mehr Azetylcholin freisetzen und damit noch mehr Phosphatidylcholin aus seinen Membranen abbauen.

Die Hypothese kann folglich erklären, warum die Krankheit progredient ist, sich ihr Verlauf beschleunigt und der Prozeß irreversibel ist; dies macht die Hypothese sehr attraktiv.

Therapeutische Ansätze

Für therapeutische Strategien bestünde ein naheliegender Ansatz daher darin, cholinerge Agonisten zu geben. Man weiß jedoch nicht, wie man cholinerge Agonisten gezielt an erkrankte Synapsen heranbringen könnte; werden aber alle Synapsen damit versorgt, kann dies verschiedenste ungünstige Nebenwirkungen zur Folge haben. Gibt man z.B. Azetylcholinesterase-Hemmer, wird Azetylcholin zwar noch freigesetzt, aber nicht mehr hydrolysiert. Anstatt Cholin bereitzustellen, das durch die Nervenendigungen wieder aufgenommen werden kann, diffundiert Azetylcholin von der Synapse weg und der Abbau von Phospholipiden kann sich beschleunigen. Dies konnte an Striatum-Schnitten tatsächlich beobachtet werden. Wurden die Striatum-Schnitte dagegen in Cholinesterasehemmer-freier Lösung gehalten, konnte man den Abbau von Phospholipiden verhindern.

Mit Medikamenten wie Pyritinol könnte sich die Azetylcholin-Freisetzung steigern lassen, zusätzlich müßten jedoch Substanzen verabreicht werden, die als Cholin-Quelle dienen, um die Membranen zu schützen. Dies könnte z.B. durch orale Zufuhr von Cholin oder Cholin-haltigen Verbindungen gelingen. Hierbei gibt es jedoch ein Problem, denn an alten Ratten wurde festgestellt, daß die Aufnahme von Cholin aus dem Blut in das Gehirn herabgesetzt ist. Um adäquate Cholin-Mengen für die Erhaltung von Membranen bereitzustellen, sind daher vielleicht höhere Cholin-Dosen erforderlich als erwartet.

Literatur:

1.Gehirnschnitte:

Blusztajn, J. K., Lisovitch, M., Mauron, C., Richardson, U. I. and Wurtman, R. J. (1987) Phosphatidylcholine as a precursor of choline for acetylcholine synthesis. J. Neural Transm. Suppl. 24, 247-259.

Ulus, I. H., Wurtman, R. J., Mauron, C. and Blusztajn, J. K. (1989) Choline increases acetylcholine release and protects against the stimulation-induced decrease in phosphatide levels within membranes of rat corpus striatum. Brain. Res. (in press)

Maire, J-C., Wurtman, R. J. (1985) Effect of electrical stimulation and choline availability on the release and contents of acetylcholine and choline in superfused slices from rat striatum. J. Physiol. (Paris) 80, 189-195.

2. Zellkulturen:

Blusztajn, J. K., Liscovitch, M., and Richardson, U. I. (1987) Synthesis of acetylcholine from choline derived from phosphatidylcholine in a human neuronal cell line. Proc. Natl. Acad. Sci. USA, 84, 5474-5477.

Richardson, U. I., Liscovitch, M. and Blusztajn, J. K. (1989) Acetylcholine synthesis and secretion by LA-N-2 human neuroblastoma cells. Brain. Res. 476, 323-331.

3. Phospholipidstoffwechsel der Alzheimer'schen Erkrankung:

Wurtman, R.J., Blusztajn, J. K. and Maire, J-C. (1985) "Autocannibalism" of choline-containing membrane phospholipids in the pathogenesis of Alzheimer's disease. Neurochem. Internat. 7, 369-372.

Blusztajn, J. K., Liscovitch, M., Mauron, C., Richardson, U. I. and Wurtman, R. J. (1987) Phosphatidylcholine as a precursor of choline for acetylcholine synthesis. J. Neural Trans. Suppl. 24, 247-259.

Faroqui, A.A., Liss, L., Horrocks, L. A. (1988) Neurochemical aspects of Alzheimer's disease. Involvement of membrane phospholipids, Metabolic Brain Disease 3, 19-35.

Kanfer, J. N., Hattori, H., Oribel, D. (1986) Reduced phospholipase D activity in brain tissue samples from Alzheimer's disease patients. Ann. Neurol. 20, 265-267.

Pettegrew, J. W., Panchalingam, K., Moossy, J., Martinez, J., Rao, G., Boller, F., (1988) Correlation of phosphoru-31 magnetic resonance spectroscopy and morphologic findings in Alzheimer's disease. Arch. Neurol. 45, 1093-1096.

Barany, M., Chang, Y. C., Arus, C., Rustan, T., Frey, W. H. (1985) Increased glycerol-3-phosphorylcholine in post-mortem Alzheimer's brain. Lancet 1: 517.

Zur Bedeutung nicht-azetylcholinerger Neurotransmittersysteme in der Pathogenese der Demenz vom Alzheimer-Typ*

P. Riederer, Würzburg/FRG

Überlegungen zur Kybernetik des Alternsprozesses

Neben den Veränderungen im cholinergen System sind bei der senilen Demenz vom Alzheimer-Typ (SDAT) auch andere Neurotransmittersysteme beeinträchtigt. Es sind dies vor allem die monoaminergen Systeme sowie Somatostatin. Wenige Studien wurden zur Überprüfung der Frage durchgeführt, in welchem Ausmaß cholinerge, noradrenerge, dopaminerge und serotoninerge Neuronen beim selben Patienten degenerieren. Die Frage, in welchem Verhältnis die monoaminergen Systeme zu cholinergen Systemen verändert sind, ist für die Beurteilung des intellektuell-kognitiven Defizits sowie für eine gezielte, kompensatorisch und substituierend wirkende Pharmakotherapie von besonderer Bedeutung. Wichtig ist auch die Tatsache, daß auch normales Altern mit Veränderungen in monoaminergen Systemen einhergeht. Es kann als erwiesen angenommen werden, daß einzelne dieser Systeme, also noradrenerge, dopaminerge und serotoninerge Funktionen auf neuronaler Ebene eine unterschiedliche Verlustrate aufweisen. Selbst die verschiedenen, z.B. noradrenergen Systeme des Locus caeruleus (dorsales und ventrales Bündel) und des lateralen Tegmentums altern, d.h. sie verlieren in sehr unterschiedlichem

*Das Projekt wird aus Mitteln der Hirnliga e.V. finanziell unterstützt

Ausmaß an Funktionskapazität. Es ist daher wahrscheinlich, daß der Alternsprozeß als Integral ständig neuer Versuche, ein Gleichgewicht zwischen den Neurotransmittersystemen zu erreichen, aufgefaßt werden kann. Ein endgültiges Gleichgewicht wird allerdings nie erreicht. In einer früheren Arbeit (Riederer et al. 1986) wurde dieser Gedanke anhand der Veränderungen im dopaminergen System formuliert und wie folgt beschrieben: "Da extrapyramidales nigrostriäres System und mesolimbische Systeme im sogenannten "limbischen Striatum" gekoppelt sind, könnte man als Hypothese formulieren, daß die Homöostase zwischen motorischen, limbischen und kortikalen Strukturen auf Transmittersystemebene altersabhängig und gleitend ständig neu adaptiert wird und daß diese Veränderungen für die altersbezogene Einstellung zu "Wertbezügen" maßgebend ist. Ein Kind bzw. Jugendlicher ist motorisch voll entwickelt, die geistig-intellektuelle Ebene mit Erfahrungszunahme ist im Werden. 40-50jährige sind motorisch bereits weniger aktiv, Motorik bzw. Psychomotorik sind aber in der Lage, den erworbenen Erfahrungsschatz optimal und aktiv umzusetzen. Abnehmen der Motorik und Psychomotorik im Alter steht der "Weisheit" des Alters gegenüber. Es fehlt aber häufig die motorische Komponente, die gewonnenen Erfahrungen auch weiterzugeben. Mit diesen offenkundigen Verhaltensänderungen, die wahrscheinlich mit den erwähnten Änderungen von Neurotransmittersystemen auf kybernetischer Ebene zusammenhängen, ändern sich auch die Wertvorstellungen einzelner Altersgruppen (als Nebenaspekt könnte man formulieren, daß Jugendliche den Tod als solchen ignorieren und in die zeitliche Ferne schieben, während der alte Mensch den Tod oft in seine Lebensphilosophie einbaut)" (Riederer et al., 1986). An wenigen zur Zeit verfügbaren Untersuchungen kann man zeigen, daß diese Hypothese bestätigt werden könnte. Zum Beispiel sinkt die Aktivität des geschwindigkeitsbestimmenden Enzyms im Katecholaminstoffwechsel, der Tyrosinhydroxylase, im Gehirn von alternden Menschen signifikant und nicht linear ab (McGeer et al., 1978). Das die Monoamine desaminierende Enzym, die Monoaminoxidase (MAO), verhält sich in ihren Subtypen MAO-A und MAO-B im Alternsprozeß unterschiedlich. Vorläufige post mortem Daten der Arbeitsgruppe J. Kornhuber/C. Konradi zeigen, daß die MAO-A des Gehirns im Säuglingsalter hohe Aktivität aufweist, diese aber innerhalb des ersten Lebensjahres signifikant auf einen Wert absinkt, der sich dann bis zum Lebensende nicht mehr ändert. Im Gegensatz dazu ist die MAO-B vom Säuglingsalter bis etwa zum 60. Lebensjahr gleichbleibend, steigt aber dann signifikant an (Kornhuber et al., 1979). Konsequenterweise nimmt der Gehalt an Dopamin im Verlauf des Lebens signifikant und nicht linear ab (Riederer und Wuketich, 1976; Carlsson und Winblad, 1976). Verminderte Syntheseleistung der Katecholamine steht im Alter unveränderter (MAO-A) bzw. verstärkter (MAO-B) Desaminierung gegenüber. Demgegenüber entspricht der hohen Syntheserate der Katecholamine im Säuglingsalter eine hohe MAO-A-Aktivität und relativ dazu, niedrigere MAO-B-Aktivität. Man kann schon an diesem Beispiel folgern, daß das kybernetische Zusammenspiel verschiedener Transmittersysteme beim Säugling auf ganz anderer Ebene reguliert ist als beim gealterten Menschen (Tabelle 1). Auch die Rezeptordichten von dopaminergen (Seeman et al., 1987), cholinergen (J. Kornhuber, nicht publizierte Daten) und anderen Rezeptoren unterliegen einem altersabhängigen Verlauf, der im frühen Kindesalter parallel der Synaptogenese einhergeht (Kornhuber et al., 1988). Betrachtet man nun das nigrostriatale - strio-nigrale System, in welchem dopaminerg-cholinerge, dopaminerg-GABA-erge, cholinerg-

GABA-erge und GABA-erg-dopaminerge Verschaltungen vorliegen, wird aus dem Gesagten klar, daß der Gesamtoutput dieses Loops eine Plastizität aufweist, die sich primär in der motorischen Aktivität einzelner Altersklassen widerspiegelt.

Tabelle 1

Altersabhängigkeit von Dopamin und Enzymen monoaminerger Systeme

	Alter		Veränderung p<		Literatur
	<10	>50	als % <10 <10 vs. >50		
Tyrosinhydroxylase**) (nmol/min/mg prot)	0,2	0,037	18,5	0,01	McGeer et al. 1979
Dopamin**) (ng/g)	5300	3990	75,3	0,0	Carlsson 1981
Homovanillinsäure**) (ng/g)	4136	Altersabh. geprüft 2358 (kalkuliert)	−43	NS	Carlsson et al.1980
MAO-A*) (nmol/min/mg prot)	3,0	2,0	66,7	0,036	Kornhuber et al.1989
MAO-B*) (nmol/min/mg/prot)	0,5	1,0	200,0	0,002	Kornhuber et al.1989
$\dfrac{\text{Dopamin}}{\text{Homovanillinsäure}}$	1,28	1,69	1,32		
$\dfrac{\text{Tyrosinhydroxylase}}{\text{Dopamin}} \times 10$	3,77	0,93	24,7		
$\dfrac{\text{MAO-A}}{\text{MAO-B}}$	6,0	2,0	33,3		

*) frontaler Kortex **)Nucleus caudatus

*) frontaler Kortex **) Nucleus caudatus

Monoaminerge Systeme bei der Demenz vom Alzheimer-Typ

Man kann sich vorstellen, daß bei der Demenz vom Alzheimer-Typ (DAT) und auch bei anderen Alterskrankheiten die oben beschriebenen Mechanismen zum Teil verstärkt und zum Teil unabhängig vom Alterungsprozeß pathologisch entartet sind. DAT und auch eine andere Alterserkrankung, der Morbus Parkinson, unterscheiden sich vom normalen Alterungsprozeß durch qualitativ und quantitativ unterschiedliche Muster morphologischer Defizite und biochemischer Funktionseinschränkung. Eigene Untersuchungen sowie Verbundstudien mit dem LBI für Klinische Neurobiologie, KH Lainz (K. Jellinger), dem LBI für Alternsforschung, Arbeitsgruppe-Alzheimer-Demenz-Forschung (W. Danielczyk), und dem Andrus Gerontology Center, University of Southern California, Los Angeles (C.E. Finch) ergeben Hinweise dafür, daß bei der DAT im Vergleich zu Kontrollen Reduktionen der Nervenzelldichten nicht nur im Nucleus basalis Meynert (bis 75 %), sondern auch im Nucleus dorsalis raphe (40-50 %), im Locus caeruleus (40-50 %) und in der Substantia nigra (30-40 %) vorkommen. Diese Angaben variieren bei Vergleich mit der Literatur und sind jeweils abhängig von der Progredienz des Verlaufes und vom Schweregrad der Erkrankung.

Welche Veränderungen werden bei der DAT in bezug auf Aminosäuren und monoaminerge Systeme erkennbar? In frontalen und auch im temporalen Gyrus haben wir bei Aminosäureuntersuchungen keine signifikanten Unterschiede festgestellt, also auch keine Veränderungen von sogenannten Vorstufenaminosäuren biogener Amine, wie z.B. Tyrosin, Phenylalanin und Tryptophan. Eine signifikante Reduzierung von Serotonin konnten wir nur im frontalen, parietalen und temporalen Kortex nachweisen, während 5-Hydroxyindolessigsäure im parietalen und temporalen Kortex sowie im Hippocampus signifikant vermindert war. Noradrenalin war nur im temporalen Kortex und im Nucleus amygdalae vermindert. Dopamin

Tabelle 2

Veränderungen monoaminerger Systeme bei DAT

	Veränderungen in verschiedenen Regionen des Gehirns als Prozent vergleichbarer Kontrollen (Moll et al. 1989, in Vorbereitung)			
Serotonin	FK 30	PK 24	TK 33	
5-HIES		PK 46	TK 45	HIPP 34
Noradrenalin			TK 34	CAMP 52
Dopamin	keine signifikanten Veränderungen nachweisbar			
HVS	FK 37	PK 37	TK 40	HIPP 45

FK = frontaler Kortex; PK = parietaler Kortex; TK = temporaler Kortex; HIPP = Hippocampus; CAMP = Corpus amygdaloideum; 5-HIES = 5 Hydroxyindolessigsäure; HVS = Homovanillinsäure.

In allen anderen zusätzlich untersuchten Gehirnregionen (okzipitaler Kortex, Gyrus cinguli, Corpus mamillare, Nucleus accumbens, Thalamus, Nucleus caudatus) wurden keine signifikanten Veränderungen nachgewiesen.

zeigte in keiner der untersuchten Gehirnregionen signifikante Veränderungen, während Homovanillinsäure im frontalen, parietalen und temporalen Kortex sowie im Hippocampus reduzierte Konzentrationen aufwies (Tabelle 2). In denselben Gehirnen betrug die Aktivität der Cholinazetyltransferase zwischen 26 % (parietaler Kortex) und 9 % (temporaler Kortex) der Kontrollen. Die neuropathologischen Untersuchungen (Zellzahlen, Plaques, NFT) ergaben Hinweise für einen ausgeprägten Schweregrad der DAT (Moll et al. 1989, in Vorbereitung).

Monoaminoxidase-B, nicht aber Monoaminoxidase-A ist in verschiedenen Gehirnregionen (z.B. Hippocampus, Gyrus cinguli) bei der DAT erhöht (Adolfsson et al. 1980). Erhöhte Aktivität des Enzyms ist mit gesteigerter Produktion von Aldehyden und Wasserstoffsuperoxid verbunden. Damit ergeben sich indirekte Hinweise für die Annahme, daß Radikale (z.B. Hydroxyl- bzw. Superoxidradikale) oder aber auch reaktive Aldehyde an der Degeneration cholinerger und monoaminerger Zellkörper ursächlich beteiligt sein könnten.

Neuere Untersuchungen zur Frage der MAO-B-Aktivität in Blutplättchen von DAT-Patienten zeigen, daß dieses Enzym signifikant und in Abhängigkeit vom Schweregrad der Erkrankung, gemessen mittels psychologischer Testverfahren, ansteigt. Es ergeben sich allerdings Überschneidungen zu anderen neurologischen Erkrankungen, so daß die Messung der MAP-B in Thrombozyten nicht als Marker für die DAT eingesetzt werden kann (Danielczyk et al. 1989). Erhöhte Membranfluidität bei DAT-Patienten weist auf Veränderungen der Membranstruktur hin (Zubenko et al., 1988). Derartige Befunde sind daher in Übereinstimmung mit der Hypothese, daß die nichtfamiliäre DAT eventuell durch endogene oder exogene Toxine ausgelöst wird.

Sowohl dopaminerge als auch cholinerg-muskarinerge Rezeptoren sind bei der DAT im Striatum nicht verändert. Es werden aber veränderte Bindungsdichten für cholinerg-nikotinerge Rezeptoren im Kortex angegeben (Nordberg und Winblad, 1986), die auf eine Denervierungsüberempfindlichkeit hinweisen könnten. Bindungsstudien lassen allerdings keine Aussage über die Funktion der Rezeptoreinheit zu. Man kann damit nur zeigen, daß der Ligand in geeigneter Weise das Rezeptorprotein besetzt. Studien mit markiertem Tryptamin zeigen nach Ascorbinsäurestimulierung bei der DAT tatsächlich funktionelle Rezeptorstörungen an (Riederer et al., 1985).

Welche Konsequenzen haben diese Befunde für die Therapie der DAT? Es ist anzunehmen, daß eine rein cholinerge Therapie den gesamten Symptomkomplex nicht kompensieren kann. Es wäre daher zu fordern, daß auch Therapiestrategien zum Einsatz kommen, die zusätzlich auch monoaminerge Neurotransmittersysteme und Neuropeptidsysteme einschließen, die im Rahmen dieser Arbeit nicht diskutiert werden.

Literatur:

Adolfsson R, Gottfries CG, Oreland L, Wiberg A, Winblad B (1980) Increased activity of brain and platelet monoamine oxidase in dementia of Alzheimer type. Life Sci 27, 1029-1034

Carlsson A, Winblad B (1976) Influence of age and time interval between death and autopsy in dopamine and 3-methoxytyramine levels in human basal ganglia. J Neural Transm 38, 271

Carlsson A, Adolfsson R, Aquilonius SM, Gottfries CG, Oreland L, Svennerholm L, Winblad B (1980) Biogenic amines in human brain in normal aging, senile dementia and chronic alcoholism. In: Goldstein M, Calne DB, Lieberman A, Thorner M O (eds) Ergot Compounds and Brain Function: Neuroendocrine and Neuropsychiatric Aspects. Raven press, New York, pp 295-304

60

Carlsson A (1981) Aging and Brain Neurotransmitters. In: Platt D (ed) Funktionsstörungen des Gehirns im Alter. Schattauer Verlag, Stuttgart, New York, pp 67-81

Danielczyk W, Streifler M, Konradi C, Riederer P, Moll G (1989) Platelet MAO-B Activity and the Psychopathology of Parkinson's Disease, Senile Dementia and Multiinfarction Dementia. Acta Psych Scand, (in press).

Kornhuber J, Retz W, Riederer P, Heinsen H, Fritze J (1988) Effect of antemortem and postmortem factors on (3H)glutamate binding in the human brain. Neurosci Lett, in press

Kornhuber J, Konradi C, Mack-Burkhardt F, Riederer P, Heinsen H; Beckmann H (1989) Ontogenesis of Monoamine Oxidase-A and -B in the Human Brain Frontal Cortex. Submitted

McGeer EG (1978) Aging and neurotransmitter metabolism in the human brain. In: Kathman R, Terry RD, Bick KL (eds) Alzheimer's Disease: Senile Dementia and Related Disorders. Aging, Vol. 7. Raven Press, New York

Nordberg A, Winblad B (1986) Reduced 3H-acetylcholine and 3H-nicotine binding in frontal cortex of Alzheimer Brains. Neurosci Lett 72, 115-119

Riederer P, Wuketich S (1976) Time Course of Nigrostriatal Degeneration in Parkinson's Disease. J Neural Transm 38, 277-301

Riederer P, Kienzl E, Jellinger K, Noller H (1985) Characterization of Tryptamine Binding Sites in Human Brain Tissue. In: Shagass C, Josiassen RC, Bridger WH, Wiess KJ, Stoff D, Simpson G M (eds) Biological Psychiatry. Elsevier, New York, Amsterdam, London, pp 338-339

Riederer P, Sofic E, Konradi C (1986) Neurobiochemische Aspekte zur Progression der Parkinson-Krankheit: Postmortem-Befunde und MPTP-Modell. In: Fischer P-A (ed) Spätsyndrome der Parkinson-Krankheit. Editiones Roche, pp 37-48

Seeman P, Bzowej NH, Guan HC, Bergeron C, Becker LE, Reynolds G P, Bird ED, Riederer P, Jellinger K, Watanabe W, Tourtellotte W W (1987) Human Brain Dopamine Receptors in Children and Aging Adults. Synapse 1, 399-404

Zubenko GS, Brenner RP, Teply I (1988) Elecroencephalographic Correlates of Increased Platelet Membrane Fluidity in Alzheimer's Disease. Arch Neurol, 45: 1109-1013

Zur Wirkung von Pyritinol auf die Azetyl-cholinkonzentration und -freisetzung im Gehirn

K. J. Martin, Cambridge/GB

Die cholinerge Hypothese der senilen Demenz vom Alzheimer-Typ (SDAT) war die erste wirkliche Hypothese zur Pathogenese, zu der es inzwischen bereits erweiternde Variationen gibt. Nach wie vor sprechen jedoch eindeutige Befunde ganz klar dafür, daß es cholinerge Störungen bei der SDAT gibt, daß diese frühzeitig auftreten und auch, wenn andere Transmittersysteme mit betroffen sind, immer noch die stärksten Veränderungen verursachen. Daher lag es nahe zu untersuchen, ob das cholinerge System therapeutisch beeinflußt werden kann. Klinisch ist das schon vor langem versucht worden. Es gibt gut kontrollierte Untersuchungen mit Azetylcholin-Vorläufern, mit Cholin und auch Lecithin, aber die Resultate blieben im allgemeinen enttäuschend. Die Hemmung der Azetylcholinesterase ist zwar wirksam, doch hält der Erfolg meist nur für kurze Zeit an, und die Methode ist daher nicht zur Langzeittherapie geeignet. Untersuchungen darüber, ob sich der Azetylcholinstoffwechsel therapeutisch beeinflussen läßt, müssen im Tierversuch stattfinden, da sich der Azetylcholinspiegel im Gehirn post mortem sehr rasch drastisch ändert. Eine wesentliche Schwierigkeit besteht darin, daß es jedoch kein gutes Tiermodell der SDAT gibt, an dem man Untersuchungen zur Therapie vornehmen könnte. Die Autoren (1) benutzten in ihren Versuchen als Modell senile Ratten, da es zum einen Befunde gibt, die auf eine reduzierte Aktivität des cholinergen Systems bei diesen Tieren schließen lassen und die beobachteten Veränderungen sowohl histologisch als auch biochemisch der SDAT ähnlich sind, zum anderen Experimentalpsychologen häufig Ratten benutzen, wenn es darum geht, das Lernvermögen zu untersuchen. Zur Messung der Azetylcholinspiegel wurde eine Methode verwandt, die vor kurzem von Lebat und Israel in Frankreich entwickelt wurde und darauf beruht, Azetylcholin durch Zugabe von Azetylcholinesterase zu spalten. Das freigesetzte Cholin wird dann von Cholinoxidase oxidiert, es entstehen Betain und H_2O_2, was dann mit Luminol reagiert. Die entstehende Lichtproduktion steht im genauen Verhältnis zur Menge des Azetylcholins, und wenige Picomol können erfaßt werden. Da die Enzyme spezifisch wirken, ist auch die Methode spezifisch.

Etwa 2 Jahre alten Ratten (das entspricht einem Menschenalter von etwa 60 bis 70 Jahren) wurde 3 Wochen lang Pyritinol in einer Dosierung von 200 mg/kg der Nahrung beigemischt. Die Tiere wurden dann getötet und die Azetylcholinspiegel in verschiedenen Hirnregionen bestimmt. Als Resultate (siehe Abbildung 1, Seite 65) waren sowohl im Kortex, Corpus striatum wie auch Hippocampus eine signifikante Steigerung des Azetylcholingehaltes zu beobachten.

Azetylcholin wird in den Nervenendigungen auf verschiedene Arten gespeichert, wobei nicht alles Azetylcholin für die Übertragung zur Verfügung steht, wenn der elektrische Impuls den Nerv depolarisiert. Deshalb war als nächstes zu untersuchen, ob die Behandlung mit Pyritinol außer der Steigerung des Azetylcholinspiegels auch eine Wirkung auf dessen Freisetzung hat. Dazu wurden Schnitte des Kortex mit radioaktivem Cholin inkubiert. Durch Messung der freigesetzten und der im Gewebe ver-

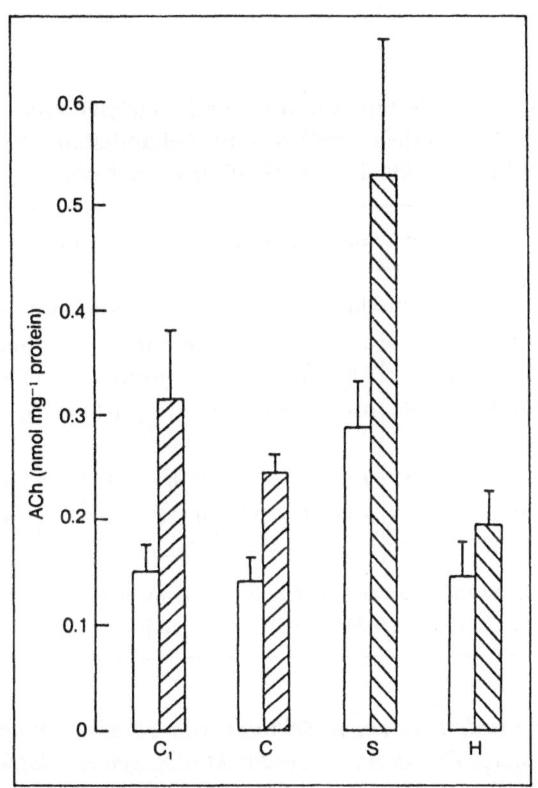

Die Effekte von Pyritinol (200 mg/kg pro Tag über drei Wochen) auf die Azetylcholin-(ACh) Konzentrationen im Kortex alter Wistar-Ratten (C₁) und im Kortex (C), Striatum (S) und Hippocampus (H) alter Sprague-Dawley-Ratten.
Jede Säule stellt Mittelwerte dar. Der Standardfehler des Mittelwerts wird durch die vertikalen Linien angegeben. 8 bis 9 Tiere wurden pro Resultat verwendet. Im Kortex und im Striatum steigt die ACh-Konzentration signifikant an (schraffierte Säulen, $P < 0.05$), verglichen mit den unbehandelten Tieren.

bleibenden Radioaktivität und chromatographische Trennung in Azetylcholin und Cholin ergibt sich ein Bild für die Azetylcholin- und Cholinfreisetzung (siehe Tabelle 1, Seite 66). Durch Vergleich mit unbehandelten Kontrollgruppen wird deutlich, daß die Cholinfreisetzung von der Be-

65

<u>Tabelle 1</u>

Die Freisetzung markierten Cholins und Azetylcholins (ACh) aus Kortexschnitten von unbehandelten und behandelten (Pyritinol, 200 mg/kg pro Tag über zwei bis drei Wochen) alten Ratten.

	Freisetzung von [3H]-ACh und [3H]-Cholin			
	Kontrolltiere		behandelte Tiere	
	anteilige ACh-Freis.	anteilige Cholinfreis.	anteilige ACh-Freis.	anteilige Cholinfreis.
Ruhebedingungen	0.079 ± 0.015	0.436 ± 0.039	0.115 ± 0.019*	0.441 ± 0.048
Hohes K+	0.248 ± 0.026	0.408 ± 0.025	0.386 ± 0.040*	0.453 ± 0.039
Hohes K+ und kein Ca2+	0.095 ± 0.025	0.380 ± 0.082	0.128 ± 0.041	0.453 ± 0.066
	Umwandlung von [3H]-Cholin zu [3H]-ACh: 0.741 ± 0.017		Umwandlung von [3H]-Cholin zu [3H]-ACh: 0.805 ± 0.019	

*Die Freisetzung wurde über einen Zeitraum von 10 Minuten gemessen und wird hier als anteilige Freisetzung ausgedrückt (abgegebene Radioaktivität als Bruchteil der Radioaktivität, die im Gewebe zu Beginn der Abgabeperiode vorhanden war). Jede Messung wurde dreifach durchgeführt, und pro Resultat wurden 10 bis 11 Tiere verwendet. Die Unterschiede in der ACh-Abgabe zwischen den Geweben behandelter und unbehandelter Tiere sind signifikant (*p < 0.01) sowohl unter Ruhebedingungen als auch für die Abgabe unter K+-Stimulation in Gegenwart von Ca^{2+}. Die Menge an Radioaktivität, die während der vorangegangenen 60 Minuten Ladeperiode aufgenommen worden war, unterschied sich nicht signifikant zwischen beiden Gewebstypen.*

handlung nicht beeinflußt wird und sich auch nicht ändert, wenn man die Zellen depolarisiert, indem man die extrazelluläre Kaliumkonzentration verändert. Im Gewebe von behandelten Tieren war sowohl die Azetylcholinausschüttung im Ruhezustand als auch bei Depolarisation des Neurons gesteigert. Als weitere Kontrolle wurden die Versuche nochmals ohne Kalzium durchgeführt, da Kalzium für die physiologischen Freisetzungsmechanismen notwendig ist. Ohne Kalzium zeigte weder die Depolarisation noch die Behandlung einen signifikanten Effekt. Es ergibt sich also aus diesen Versuchen, daß die Behandlung mit Pyritinol sowohl den Azetylcholinspiegel erhöht als auch die Ausschüttung erleichtert. Weitere Fragen betreffen den Mechanismus, durch den Pyritinol den Azetylcholinstoffwechsel beeinflußt und die möglichen therapeutischen Effekte der vermehrten Azetylcholinfreisetzung. Hierzu einige Vorbemerkungen zum Stoffwechsel des Cholins. Zunächst die Frage: Welches sind die Quellen des Cholins, das für die Azetylcholinsynthese verwendet werden kann? Cholin kann erstens aus dem Plasma stammen. Es durchdringt die Blut/Hirn-Schranke und gelangt in die extrazelluläre Flüssigkeit. Cholin wird zweitens bei der Hydrolyse des Azetylcholin frei. Des weiteren kann es aus den Phospholipiden der Membran freigesetzt werden, zum Beispiel aus Phosphatidylcholin. Das Cholin aus dem Plasma spielt sicher keine essentielle Rolle, denn Hirnschnitte können auch dann noch eine ganze Menge Azetylcholin über lange Zeit hin freisetzen, wenn dem Medium kein Cholin zugegeben wird. Unter diesen Bedingungen stammt das Cholin sicher aus den Membranen, und in der Tat läßt sich eine Abnahme der Phospholipide nachweisen. Unter normalen Bedingungen hat das arterielle Blut, das zum Hirn strömt, eine geringere Konzentration an Cholin als das venöse Blut, das aus dem Hirn austritt. Demnach verbraucht das Gehirn unter physiologischen Bedingungen, wenn Cholin zur Verfügung steht, kein freies Cholin, sondern es produziert sogar freies Cholin (2). Auch dieses Cholin stammt wiederum aus den Phospholipiden. Zwar ist genau bekannt, wie die Zelle Cholin in die Membran einbaut, man weiß aber nicht sicher, wieweit die Membran Phosphatidylcholin direkt aus der extrazellulären Flüssigkeit aufnehmen kann. Befunde, die vor einigen Jahren von Schmidt und Wecker veröffentlicht wurden (3), trugen dazu bei, die Rolle des Cholins im Hinblick auf die Azetylcholinsynthese besser zu verstehen. In diesen Versuchen war Ratten jeweils 60 mg Cholin/kg intraperitoneal appliziert worden. Messungen von Azetylcholin und Cholin in den verschiedenen Hirnregionen ergaben zwar 15 Minuten nach Gabe des Cholins einen Anstieg der Cholinkonzentration im Striatum und im Hippocampus, der aber nach 30 bzw. 60 Minuten wieder auf die Ausgangswerte zurückging. Die Azetylcholinkonzentration änderte sich nicht. Nach diesen Ergebnissen verwundert es nicht mehr, daß die Gabe von Cholin therapeutisch oft wenig Effekt zeigt. Schmidt und Wecker haben daraufhin die Schutzwirkung von Cholingaben in Fällen untersucht, in denen die Azetylcholinkonzentration im Gehirn künstlich herabgesetzt worden war. Dies ist durch die Gabe von Atropin möglich, da es präsynaptische muskarinische Rezeptoren blockiert, worauf es über einen Feed-back-Mechanismus zu einer erhöhten Ausschüttung von Azetylcholin kommt. Infolgedessen nimmt die Azetylcholinkonzentration im Gehirn stark ab. Von Interesse war die Klärung der Frage, inwieweit die Gabe von Cholin <u>vor</u> der Gabe von Atropin diese Reduzierung des Azetylcholinspiegels verhindern kann. Die Untersuchungen ergaben, daß Cholin keinen Schutzeffekt hat, wenn es eine viertel Stunde vor dem Atropin gegeben wird, und selbst eine Applikation eine halbe Stunde vor der des Atropins zeigte nur wenig Effekt. Signifikante Schutzeffekte wurden erst dann beobachtet, wenn das Cholin wenigstens eine dreiviertel Stunde vor dem Atropin appliziert wurde. Da die Schutzwirkung des Cholins auch dann noch besteht, wenn die Cholinspiegel in Blut und Gehirn längst wieder auf die Ausgangswerte abgesunken sind - oft bis zu 24 Stunden später -, kann diese Schutzwirkung auf keinen Fall darauf beruhen, daß zugeführtes Cholin den Spiegel von freiem Cholin insgesamt erhöht. Man nimmt an, daß das Cholin einen Reservepool auffüllt, in dem Cholin wahrscheinlich in den Phospholipiden gebunden ist und aus dem es freigesetzt werden kann, wenn die Azetylcholinspiegel fallen und es nötig wird, diese Spiegel wieder anzuheben. Man nimmt an, daß die Reservepools für Cholin die Phospholipide in den Membranen sind.

In eigenen Versuchen ging der Autor der Frage nach, inwieweit Pyritinol einen Einfluß auf den Metabolismus der Membranphospholipide hat. Dabei fand sich interessanterweise, daß Pyritinol sowohl die Ausschüttung von Azetylcholin steigert als auch die Azetylcholinspiegel heraufsetzt, abweichend davon, wie dies in der Regel üblich ist. Durch Atropin wird die Azetylcholinausschüttung ebenfalls erhöht, aber die Gewebespiegel werden herabgesetzt. Als Arbeitshypothese nahm der Autor an, daß Pyritinol Veränderungen an den Membranen bewirken könne, da geringe Änderungen in der Zusammensetzung oder dem Verhalten der Synapsenmembran sehr leicht zu Änderungen der Azetylcholinfreisetzung führen. Für einen solchen Mechanismus der strukturellen Membranveränderungen kommen Enzyme als Verursacher in Betracht, wie z.B. Phospholipase D, welche Cholin selbst freisetzt. Eine Fülle dieser verschiedenen Lipasen (wie Phospholipase A_1, A_2, C) existieren im zentralen Nervensystem und sind auch dann noch aktiv, wenn man Membranfragmente isoliert, d.h. daß diese Enzyme zumindest zum Teil membrangebunden sind. Ob es bei der SDAT spezifische Veränderungen im Stoffwechsel dieser Phospholipide gibt, ist noch nicht hinreichend geklärt, doch hat Kanfer in Kanada kürzlich gezeigt, daß bei der SDAT eine Reduzierung der Phospholipase-D-Aktivität besteht (4). Außerdem geht allgemein im Alter die Konzentration von Phospholipiden in den Membranen zurück und die Konzentration von Cholesterol steigt. Deshalb wurde an Ratten die Möglichkeit untersucht, daß die Behandlung mit Pyritinol einen Einfluß auf den Metabolismus dieser Membranphospholipide hat. Ein solcher konnte tatsächlich nachgewiesen werden. Eine mögliche Erklärung für die beobachteten Veränderungen könnte sein, daß Phospholipase A_2 aktiviert wird und dadurch Fettsäuren freigesetzt werden. Zwei der häufigsten Fettsäuren im Gehirn sind Ölsäure und Arachidonsäure. Beide aktivieren wiederum Phospholipase D. Die freigesetzten Fettsäuren könnten also dazu beitragen, daß mehr Cholin aus den Membranen für die Azetylcholinsynthese verfügbar ist.

In weiteren Versuchen wurde geprüft, ob die Behandlung mit Pyritinol auf das Lernvermögen seniler Ratten Einfluß hat. Die Experimente führte der Autor zusammen mit den Experimentalpsychologen Trevor Robbins und Hugh Marston in Cambridge durch (5). Sie konnten beobachten, daß nach einem Behandlungszeitraum von 3 Wochen mit 200 mg Pyritinol/kg das Erinnerungsvermögen an räumliche Verhältnisse sehr gesteigert war. Im Gegensatz zum Beginn der Behandlung lernten senile Ratten am Ende so gut wie junge. Pyritinol hatte keinen Einfluß auf die Spontanaktivität. In einem zweiten Test wurde die sog. Latenzzeit gemessen. Das ist die Zeit, die Ratten auf einer Plattform sitzen bleiben, nachdem sie einen leichten elektrischen Schlag erhalten, sobald sie diese Plattform verlassen. Wenn die Latenzzeit größer wird, haben sie sich offenbar daran erinnert, daß sie einen solchen Schock erhalten haben. Sowohl bei jungen als auch bei alten

Ratten wurde diese Latenzzeit durch die Behandlung mit Pyritinol wesentlich gesteigert. Die beiden Testverfahren haben deutlich gemacht, daß die Behandlung offenbar sowohl bei alten als auch bei jungen Ratten einen Einfluß auf das Erinnerungsvermögen hatte. Messungen der Azetylcholinspiegel bei unbehandelten Tieren zeigten an, daß alte Ratten einen wesentlich geringeren Azetylcholinspiegel hatten als junge Tiere, und zwar sowohl im frontalen wie im temporalen Rindenbereich, im Corpus Striatum und im Hippocampus.

Überraschend bei diesen Befunden war, daß bei den jungen Tieren der Azetylcholinspiegel unter Pyritinolbehandlung abfiel, während er bei den alten Tieren anstieg. Zu erwarten ist, daß bei gesteigerter Ausschüttung von Azetylcholin die Gewebespiegel absinken. Bei den senilen Ratten stiegen die Spiegel jedoch trotz gesteigerter Ausschüttung an. Dies wird z.Zt. noch weiter erforscht.

Literatur:

(1) Martin, K. J. und Vyas, S. (1987). Increase in acetylcholine concentrations in the brain of 'old' rats following treatment with pyrithioxin (Encephabol). Brit. J. Pharmacol. 90, 561.

(2) Tucek, S. (1984). Problems in the organization and control of acetylcholine synthesis in brain neurons. Prog. Biol. Phys. Molec. Biol. 44, 1.

(3) Schmidt, P. E. and Wecker, L. (1981). CNS effects of choline administration: evidence for temporal dependence. Neuropharmacol. 20, 535.

(4) Kanfer, J. N., Hattori, H. and Orihel, D. (1986). Reduced Phospholipase D Activity in Brain Tissue Samples from Alzheimer's Disease Patients. Annuals Neurol. 20, 265.

(5) Marston, H. M., Martin, K. J. and Robbins, T. W. (1987). Effects of the chronic administration of pyrithioxin on behaviour and cholinergic function in young and old rats. J. Psychopharmacol. 1, 237.

Topographisches EEG-Brain-Mapping und Psychometrie zur Beurteilung der Schutzwirkung von Pyritinol gegenüber zerebraler Hypoxie

B. Saletu, P. Anderer, J. Grünberger, I. Hochmayer, Wien/A

Einleitung

Die hypoxische Hypoxidose wird bereits seit Jahren in der Tierpharmakologie als Modell für die Untersuchung antihypoxidotischer/nootroper Substanzen verwendet. Mit Hilfe dieses Modells ist es möglich, Aussagen über die Schutzwirkung dieser Medikamente gegenüber zerebraler Hypoxidose (Strughold, 1944) zu machen.

In letzter Zeit erlangte für uns die Anwendung des Hypoxiemodells auch in der Humanpharmakologie Bedeutung, in dem wir für die Bestimmung der Pharmakodynamik solcher Substanzen das Pharmako-EEG und psychometrische Untersuchungen unter Hypoxie bzw. Normoxie einsetzten (Saletu und Grünberger 1983, 1984; Saletu et al. 1987a). In unseren vergangenen Studien waren wir jedoch auf die Beschreibung einzelner (rechter und linker okzipitaler und parietaler) Gehirnregionen beschränkt.

Durch unser kürzlich entwickeltes topographisches EEG-Brain-Mapping-System (Anderer et al. 1987; Saletu et al. 1987b) besteht nun die Möglichkeit, die oben erwähnten Probleme exakter zu erfassen.

Methodik

12 gesunde Probanden im Alter zwischen 24 und 34 Jahren ($\bar{x}$ = 27 Jahre) erhielten randomisiert in wöchentlichen Intervallen folgende Dosierungen: Placebo, 600 und 1000 mg Pyritinol unter normobaren hypoxischen Bedingungen (9,8 % O2; 90,2 % N2) sowie Placebo unter Normoxie (21 % O2; 79 % N2). Die reversible hypoxische Hypoxidose wurde jeweils für 23 Minuten durch Inhalation eines Sauerstoff-Stickstoff-Gemisches (entsprechend 6000 m Höhe) induziert und zwar vor oraler Medikamentenverabreichung sowie in der 1., 3., 5. und 7. Stunde danach. Die Überprüfung der Hypoxämie erfolgte durch Blut-Gas-Analysen von arterialisierten Kapillarblutproben des hyperämisierten Ohrläppchens (pO2, pCO2, pH, Na, HCO3-, BE).

EEG-Aufnahmen, psychometrische Untersuchungen und die Überprüfung von Puls, Blutdruck und Nebenerscheinungen wurden in der 0., 1., 3., 5. und 7. Stunde durchgeführt. 17 Ableitungen (Fp1, Fp2, F7, F3, F4, F8, T3, C3, Cz, C4, T4, T5, P3, P4, T6, 01 und 02 zu gemittelten Mastoiden) wurden auf dem Polygraphen aufgenommen (Nihon Kohden 4317F), mittels eines digitalen Computersystems (2 vernetzte Hewlett-Packard Vectra; Abtastfrequenz: 102,4 Hz) gespeichert und nach automatischer Artefaktverwertung mittels Power-Spektralanalyse und Topographic-Brain-Mapping-Programmen untersucht (Anderer et al. 1987; Saletu et al. 1987b).

Letztere Programme ermöglichen die topographische Analyse von 36 Variablen in 5-Sekunden-Epochen: Total Power (T); absolute und relative

Power in 12 Frequenzbändern und in der dominanten Frequenz (DF); dominante Frequenz in Hz; weiters die Centroide (C) und ihre Standardabweichungen (S) der kombinierten Delta-Theta-Aktivitäten (DT), Alpha- (A) und Beta- (B)Bänder sowie der gesamten Aktivität (T).

Zur bildlichen Darstellung (Mapping) werden Q-EEG-Daten auf eine 64x64 Matrix gebracht und die dazwischenliegenden Punkte interpoliert, wobei verschiedene Algorithmen zur Verfügung stehen. Unterschiede zwischen Vor- und Nachmedikations-EEG werden mittels des t-Tests berechnet und nach Duffy et al. (1981) als SPM (Statistical Probability Maps) Maps dargestellt. Dieselbe Methode wurde verwendet, um Unterschiede zwischen Medikamenten-induzierten und Placebo-induzierten Veränderungen unter Hypoxie und Normoxie zu zeigen (Saletu et al. 1987b).

Die psychometrischen Untersuchungen beinhalteten die Messung noopsychischer Funktionen wie Aufmerksamkeit, Konzentration, Aufmerksamkeitsvariabilität, Feinmotorik, Zahlengedächtnis und Reaktionszeit sowie thymopsychische Variablen wie Stimmung, Antrieb, Affektivität und Wachheit (Grünberger 1977).

Ergebnisse

1. Blut-Gas-Analyse

Nach Inhalation des hypoxischen Gases zeigte sich ein Abfall im pO_2-

Wert von 95 auf 39 mm Hg nach 14 Minuten, dieser Wert blieb stabil bis zum Ende der Aufnahme (39 mm Hg in der 23. Minute). Der pCO_2-Wert fiel ebenfalls ab (von 38 auf 35 und 33 mm Hg), während der pH-Wert anstieg (7.39 auf 7.45 und 7.46). Der BE-Wert zeigte nur geringe Veränderungen (von -0.9 auf 0.6 und 1.5 nmol/l), der Standard-Bikarbonat-Wert blieb stabil. Die Blut-Gas Veränderungswerte waren in der 1., 3., 5. und 7. Stunde identisch.

2. Topographische EEG-Veränderungen

Die absolute Power der Delta/Theta-Aktivität zeigte unter Hypoxie/Placebo im Vergleich zu Normoxie/Placebo einen Anstieg über dem gesamten Gehirn, besonders über linken okzipitalen, parietalen, temporalen und zentralen Regionen. Diese Veränderungen waren besonders ausgeprägt in der 1. und 7. Stunde, während in der 3. und 5. Stunde die Unterschiede zwischen Hypoxie und Normoxie kleiner waren, was offensichtlich durch einen spontanen Vigilanzabfall um die Mittagszeit und am frühen Nachmittag verursacht wurde. 600 und 1000 mg Pyritinol verringerten die durch Hypoxie verursachten Veränderungen. Eine Stunde nach Verabreichung von 1000 mg Pyritinol zeigte sich sogar ein tendenzieller Anstieg der langsamen Aktivitäten über okzipitalen und parietalen Regionen.

Die relative Power der Delta/Theta-Aktivität zeigte ebenfalls einen signifikanten Anstieg unter Hypoxie/Placebo im Vergleich zu Normoxie/Placebo, hauptsächlich über frontalen Regionen, links zentral sowie über beiden okzipitalen und rechten okzipitotemporalen Gebieten (siehe Abbildung 5 im Anhang, Seite V). Am Ende des Aufnahmetages (7. Stunde) war diese durch Hypoxie induzierte Vermehrung der Delta/Theta-Aktivität sogar noch stärker ausgeprägt (siehe Abbildung 6 im Anhang, Seite VI). Diese Wirkung konnte durch 1000 mg Pyritinol abgeschwächt werden.

Die absolute Alpha-Power veränderte sich nur geringfügig unter Hypoxie. In der 1. Stunde konnte ein Anstieg über beiden temporalen und zentralen Regionen sowie über der Vertexregion beobachtet werden. In der 7. Stunde zeigte sich jedoch eine Verminderung über der rechten okzipitalen und okzipitoparietalen Region. Nach 600 mg Pyritinol kam es zu keinen weiteren signifikanten Unterschieden gegenüber Placebo, mit Ausnahme einer Alpha-Vermehrung über der rechten okzipitalen Region. 1000 mg Pyritinol bewirkten eine signifikante Vermehrung der Alpha-Power über der linken temporalen Region in der 1., 3. und 7. Stunde.

Die relative Alpha-Power nahm unter Hypoxie/Placebo über linken zentralen und temporalen Gebieten sowie über okzipitalen und rechten okzipitalen Regionen zu (siehe Abbildung 5 im Anhang, Seite V). Am Ende des Aufnahmetages zeigte diese Alphavermehrung eine starke Ausprägung über dem gesamten Gehirn, mit Ausnahme von fronto-polaren und fronto-temporalen Arealen (siehe Abbildung 6 im Anhang, Seite VI). Pyritinol verringerte signifikant diese Hypoxie-induzierten Veränderungen, wobei sich 1000 mg in der 7. Stunde am wirksamsten zeigten.

Die absolute Beta-Power zeigte einen Anstieg unter Hypoxie über der linken temporalen und Vertex-Region in der 1. Stunde und über dem gesamten Gehirn in der 7. Stunde. Nach 600 mg Pyritinol kam es zu einer

Vermehrung in der 1. und 7. Stunde, in der 5. Stunde konnte sogar ein noch größerer Anstieg beobachtet werden. Nach 1000 mg Pyritinol vermehrte sich die Beta-Aktivität in der 1. Stunde über beiden fronto-temporalen und frontalen Regionen, sowie über den linken frontalen, temporalen, zentralen, parietalen und temporo-okzipitalen Hirngebieten. In der 7. Stunde zeigte sich ein Anstieg der Beta-Aktivität über dem gesamten Gehirn im Vergleich zu Normoxie/Placebo mit Ausnahme der beiden temporalen und der rechten zentralen Region.

Die relative Beta-Power zeigte in der 1. Stunde wenig Veränderungen (siehe Abbildung 5 im Anhang, Seite V), während in der 7. Stunde unter Hypoxie eine Zunahme über den rechten okzipitalen, parietalen und zentralen Regionen zu sehen war (siehe Abbildung 6 im Anhang, Seite VI). Nach Pyritinol kam es in der 1. Stunde nur zu geringen Veränderungen, die sich in einer Abnahme über der rechten zentralen Region nach 600 und 1000 mg Pyritinol und in einem Anstieg über linken fronto-parietalen und okzipito-temporalen Regionen nach der Höchstdosierung zeigten. Nach 600 mg Pyritinol in der 7. Stunde vermehrte sich die Beta-Aktivität über beiden okzipitalen und über den rechten parietalen und okzipito-temporalen Gebieten. Nach 1000 mg Pyritinol konnten ähnliche Ergebnisse beobachtet werden, wobei ein zusätzlicher Anstieg der Beta-Aktivität über der rechten frontalen Region zu sehen war.

Die Gesamt-Power zeigte im Vergleich zur Normoxie eine signifikante Vermehrung unter Hypoxie über dem gesamten Gehirn, diese Vermehrung wurde in der 1. und 7. Stunde durch 600 mg Pyritinol abgeschwächt. Nach 1000 mg Pyritinol konnte in der 1. Stunde eine Abnahme beobachtet werden, in der 7. Stunde jedoch eine leichte Zunahme. Unter Normoxiebedingungen vermehrte Pyritinol die totale Power (Saletu et al. 1987b). Die Schwerpunktfrequenz des gesamten Powerspektrums zeigte beinahe über allen Gehirnregionen eine Verlangsamung unter Hypoxie/Placebo im Vergleich zur Normoxie. Im Gegensatz dazu konnte nach Verabreichung von 1000 mg Pyritinol eine Beschleunigung über fronto-polaren, okzipitalen und okzipito-temporalen Arealen beobachtet werden. Diese Veränderung kann als Medikamenten-spezifische Wirkung angesehen werden, da wir eine Beschleunigung der Schwerpunktfrequenz nach Pyritinol unter Normoxie feststellen konnten (Saletu et al. 1986).

Die Variabilität der Schwerpunktsfrequenz der gesamten Aktivität vermehrte sich unter Hypoxie, speziell in der 7. Stunde über dem gesamten Gehirn. Diese Zunahme wurde dosisabhängig durch Pyritinol verringert.

3. Psychometrische Ergebnisse

a. Noopsyche

Die noopsychische Leistung, die mittels der Fehleranzahl im Pauli-Test erhoben wurde, zeigte eine Verschlechterung unter Placebo/Hypoxie (Abb. 1, Seite 80). Dies wurde durch 600 und 1000 mg Pyritinol soweit verringert, daß keine Unterschiede zwischen Placebo/Normoxie zu sehen waren.

Die Anzahl der richtigen Antworten im Pauli-Test verringerte sich unter Placebo/Hypoxie, dies konnte durch beide Dosierungen von Pyritinol gemildert werden. In der 7. Stunde war unter Hypoxie sogar eine leichte

**Veränderungen der Leistung
(Fehler, Pauli-Test) unter Hypoxie (9,8% O_2) nach Pyritinol und Placebo
im Vergleich zu Placebo/Normoxie (21% O_2).**

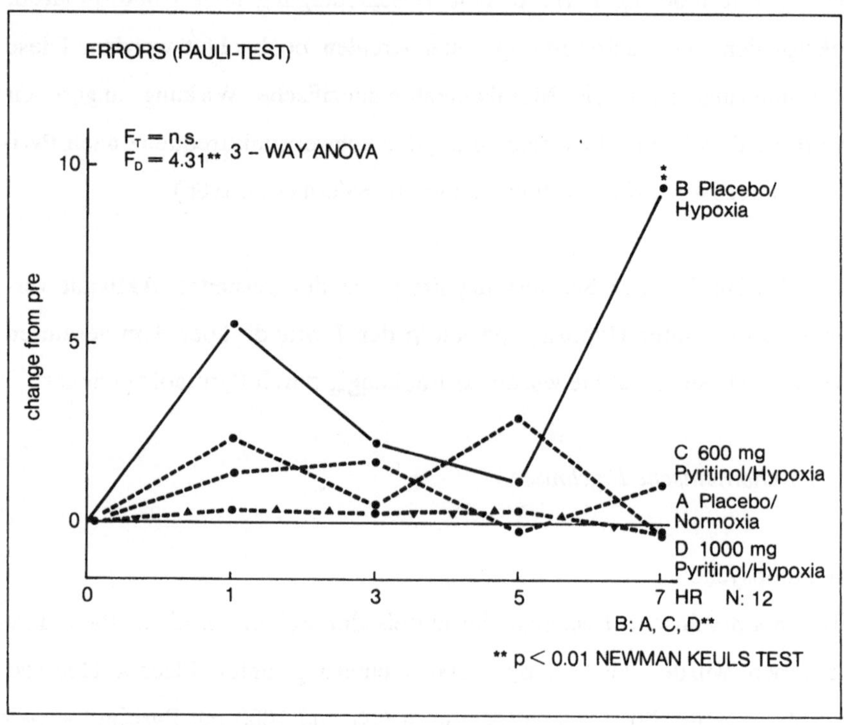

_Die Zeit ist auf der Abszisse, die Veränderungen zu Normoxie/Vorbehand-
lungswerten sind auf den Ordinaten aufgetragen. Während die Leistung unter
Placebo/Hypoxie signifikant abfällt, kommt es nach Pyritinol/Hypoxie oder
Placebo/Hypoxie zu keinen Veränderungen. Pyritinol bewirkt also eine signifikante Schutzwirkung gegenüber Hypoxie-induzierten Leistungsverminderun-
gen im kognitiven Bereich._

Veränderungen der Affektivität (100 mm visuelle Analog-Skala) unter Hypoxie (9,8 % O_2) nach Pyritinol und Placebo im Vergleich zu Placebo/Normoxie (21% O_2).

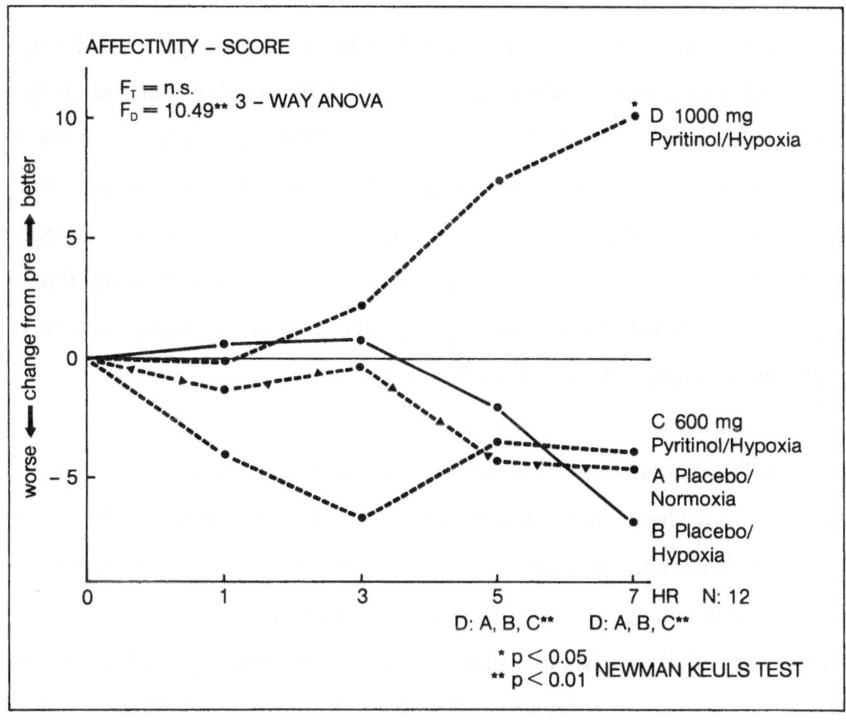

Die Zeit ist auf der Abszisse, die Veränderungen zu Normoxie/Vorbehandlungswerten sind auf den Ordinaten aufgetragen. Bezüglich der Affektivität ist eine Abnahme unter Placebo/Hypoxie zu sehen, welche durch 600 mg Pyritinol vermindert wird, besonders aber durch 1000 mg Pyritinol in der 7. Stunde nach oraler Medikamenteneinnahme. 1000 mg Pyritinol induzierten sogar eine signifikante Verbesserung der Affektivität.

Verbesserung nach beiden Dosierungen im Vergleich zu Placebo/-Normoxie zu beobachten, jedoch erreichten weder die Veränderungen über die Zeit noch die Unterschiede zwischen den Medikamenten statistisches Signifikanzniveau (3-Weg ANOVA).

Die Konzentration - gemessen mittels des Fehlerprozentsatzes des Gesamt-Scores im alphabetischen Durchstreichtest (Grünberger, 1977) zeigte signifikante Unterschiede zwischen den Medikamenten/Placebo-Gruppen (3-Weg ANOVA; Fd = 12.47, p < 0.01). Dies stimmte mit der Beobachtung überein, daß es zu einer leichten Verbesserung der Konzentration unter Placebo/Normoxie kam, während oppositionelle Veränderungen unter Hypoxie auftraten. Tatsächlich war in der 5. Stunde eine Überlegenheit der Normoxie-Bedingung über alle 3 Hypoxie-Aufnahmen festzustellen (p < 0.05-0.01, Newman-Keuls Test).

Die Aufmerksamkeitsvariabilität zeigte ebenfalls signifikante Unterschiede zwischen den Medikamenten/Placebo-Gruppen (Fd = 9.78, p < 0.01). Während in beiden Placebo-Aufnahmen die Aufmerksamkeitsvariabilität leicht abfiel, kam es zu keinen Veränderungen in dieser Variable nach 1000 mg Pyritinol unter Hypoxie, nach 600 mg Pyritinol zeigte sich unter Hypoxie ein Trend zur Zunahme. In der 5. und 7. Stunde unterschieden sich beide Placebo-Bedingungen von 600 mg Pyritinol/Hypoxie (p < 0.05-0.01 Newman-Keuls Test). Ebenso zeigte sich in der 5. Stunde ein signifikanter Unterschied von 1000 mg Pyritinol gegenüber Placebo unter Hypoxie (p < 0.05). Im Zahlengedächtnis und in der Feinmotorik konnten keine signifikanten Ergebnisse erhoben werden (3-Weg ANOVA). Im Gegensatz dazu zeigte die Reaktionszeit signifikante

Unterschiede zwischen den Medikamentenbedingungen (Fd = 3.7, p < 0.05). Es kam, speziell in der 7. Stunde, zu einer signifikanten Verlängerung der Reaktionszeit unter Hypoxie, dies wurde durch Pyritinol vermindert.Interessanterweise konnte in der 7. Stunde sogar eine leichte Verkürzung der Reaktionszeit nach 600 mg Pyritinol unter Hypoxie beobachtet werden, so daß ein statistisch signifikanter Unterschied zu Placebo/Hypoxie beobachtet werden konnte (p < 0.01, Newman-Keuls Test).

Auch die Fehleranzahl bezüglich der Reaktionszeit zeigte signifikante Unterschiede zwischen den Medikamenten (Fd = 6.15, p < 0.01). In den beiden Placebobedingungen und nach 600 mg Pyritinol/Hypoxie kam es zu keinen wesentlichen Veränderungen, jedoch reduzierte sich die Fehleranzahl nach 1000 mg Pyritinol unter Hypoxie und erreichte in der 7. Stunde statistisches Signifikanzniveau (p < 0.05-0.01, Newman-Keuls Test).

b. Thymopsyche

Bei der Auswertung thymopsychischer Variablen zeigte sich in der Dimension Affektivität (100 mm visuelle Analog-Skala) eine signifikante Überlegenheit von 1000 mg Pyritinol/Hypoxie gegenüber den anderen 3 Bedingungen (Abb. 2, Seite 81). Zusätzlich kam es zu einem Anstieg in der Dimension Sedation, während der sich der Antrieb unter Placebo/Hypoxie verringerte. Dies konnte durch Pyritinol gemildert werden.

c. Multivariate Analyse

Eine Diskriminanzanalyse der Veränderungen in allen 13 psychometrischen Variablen zeigte eine signifikante Schutzwirkung von Pyritinol gegenüber einer Leistungsverschlechterung unter Hypoxie, da die Placebo/Hypoxie Bedingung sich signifikant von der Placebo/Normoxie Bedingung unterschied, während keine signifikanten Unterschiede von Placebo/Normoxie nach 600 und 1000 mg Pyritinol unter Hypoxie zu sehen waren.

Abbildung 3

Leistungsverschlechterung unter Hypoxie und Normoxie nach Placebo und Pyritinol basierend auf Veränderungen (2-8 Stunden nach Medikamenteneinnahme) in 13 psychometrischen Variablen (in %-Werten zum Ausgangswert, Mittelwerte ± SEM).

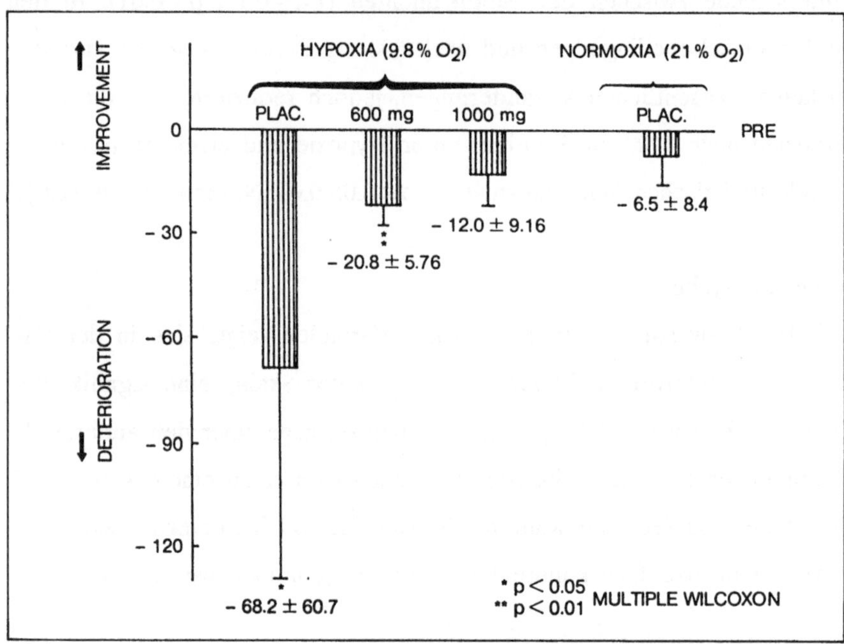

Nach Placebo verschlechtert sich die Leistung unter Hypoxie zu 68 % im Vergleich zum Ausgangswert; nach 600 und 1000 mg Pyritinol nur zu 21 und 12 %. 1000 mg Pyritinol bewirken eine so große Schutzwirkung, daß keine signifikanten Unterschiede zu Vorbehandlungswerten unter Normoxie zu beobachten sind.

Eine Berechnung der Veränderungen in allen psychometrischen Variablen in %-Werten (zur Basis) zeigte, daß die Leistung unter Hypoxie/Placebo auf 68 % abfiel, was durch 600 und 1000 mg Pyritinol auf 21 und 12 % verringert werden konnte (Abb. 3, Seite 84). Unter Normoxie war der Leistungsabfall 7 %.

Zusammenfassung

In einer doppelblinden, placebo-kontrollierten Studie wurde die Auswirkung einer hypoxischen Hypoxidose auf die menschliche Gehirnfunktion und die Psyche sowie die antihypoxidotischen Eigenschaften von Pyritinol untersucht. Die hypoxische Hypoxidose wurde experimentell durch ein Gasgemisch (9.8% O_2, 90.2% N_2) (entsprechend einer Höhe von 6000 m) induziert, das 23 Minuten lang von 12 gesunden Probanden unter normobaren Bedingungen eingeatmet wurde. Nach einer Adaptionsphase erhielten sie randomisiert und in wöchentlichen Intervallen Placebo unter Normoxie und Hypoxie sowie 600 und 1000 mg Pyritinol unter Hypoxie. Die Auswertung von Blut-Gas-Werten, EEG und Psychometrie erfolgte in der 0., 1., 3., 5. und 7. Stunde nach oraler Medikamenteneinnahme. Die Analyse der Blut-Gas-Werte zeigte einen Abfall des pO_2-Wertes von 95 auf 39 mm Hg in der 14. und 23. Minute, der pCO_2-Wert fiel ebenfalls ab (von 38 auf 35 und 33 mm Hg), während der pH-Wert von 7.39 auf 7.45 und 7.46 anstieg. Der BE-Wert zeigte in der 23. Minute nur geringe Veränderungen, der Standard-Bikarbonat-Wert blieb unverändert.

Im EEG zeigte sich unter Hypoxie eine Zunahme der Delta/Theta-Aktivität, eine Abnahme der Alpha-Aktivität, uneinheitliche Veränderungen in der Beta-Aktivität sowie ein Anstieg in der Gesamtaktivität und in der Centroidabweichung im Vergleich zu Normoxie. Diese Veränderungen können als Vigilanzabnahme interpretiert werden. 600 und 1000 mg Pyritinol verminderten diese durch Hypoxie induzierten Dysfunktionen. In der 7. Stunde nach Medikamenteneinnahme zeigte sich jedoch nur 1000 mg Pyritinol in dieser Hinsicht wirksam.

Die psychometrischen Ergebnisse sprachen ebenfalls für antihypoxidotische/nootrope Eigenschaften von Pyritinol, da die psychometrische Leistung unter Hypoxie nach Placebo signifikant abfiel (68 %), während dies unter 600 und 1000 mg Pyritinol auf 21 und 12 % reduziert wurde, so daß keine signifikanten Unterschiede zu Normoxie/Placebo mehr nachweisbar waren.

Literatur:

Anderer P, Saletu B, Kinsperger K, Semlitsch H (1978) Topographic brain mapping of EEG in psychopharmacology - Part I: Methodological aspects. Meth. and Find. Exptl. Clin. Pharmacol., 371-384.

Duffy F H, Bartels P H, Burchfield J K (1981) Significance probability mapping: an aid in the topographic analysis of brain electrical activity. Electroencephalograph clin. Neurophysiolog. 51, 455-462.

Grünberger J (1977) Psychodiagnostik des Alkoholkranken. Methodischer Beitrag zur Bestimmung der Organizität in der Psychiatrie. Maudrich, Wien.

Saletu B, Grünberger J (1983) Cerebral hypoxic hypoxidosis: Neurophysiological, psychometric and pharmacotherapeutic aspects. Adv. biol. Psychiat. 13 146-164.

Saletu B, Grünberger J (1984) The hypoxia model in human psychopharmacology: Neurophysiological and psychometric studies with aniracetam i.v. Human Neurobiol. 3, 171-182.

Saletu B, Grünberger J, Anderer P, Sieghart W (1986) Comparative bioavailability studies with a new mixed-micelles solution of diazepam utilizing radioreceptor assay, psychometry and Q-EEG imaging, Clin. Neuropharmacol. /S4, 532.

Saletu B, Grünberger J, Anderer P (1987a) Proof on antihypoxidotic properties of tenilsetam by quantitative EEG and psychometric studies in experimental hypoxic hypoxidosis. Drug Dev. Res. 11, 251-279.

Saletu B, Anderer P, Kinsperger K, Semlitsch H (1987b) Topographic brain mapping of EEG in psychopharmacology - Part II: clinical applications (pharmaco-EEG imaging). Meth. and Find. Exptl. Clin. Pharmacol. 9 385-401.

Strughold H (1944) Hypoxidose. Klin. Wschr. 23: 221-222.

Mapping des EEG und der endogenen Welle P 300 in der Verlaufskontrolle und Therapie der Demenz vom Alzheimer-Typ (DAT)

K. Maurer, Würzburg/FRG

Das Mapping des EEG und der evozierten Potentiale hat als neuartige Untersuchungsmethode auch neue Gesichtspunkte für die Demenz und deren Therapie erbracht. In der bildgebenden Diagnostik des Gehirns gibt es verschiedene strukturelle Verfahren wie die Computertomographie und die Magnetresonanztomographie sowie spezielle Vorgehensweisen zur Untersuchung der Hirnfunktion wie SPECT, PET und, seit 1979 durch Duffy in die Klinik eingeführt, das "Brain Electrical Activity Mapping" (Duffy et al. 1979), kurz Brain-Mapping genannt, das EEG und evozierte Potentiale topographisch erfaßt. Es handelt sich hierbei um ein neuartiges Verfahren mit einer sehr anschaulichen Darstellung der elektrischen Tätigkeit des Gehirns. Dabei wird nicht mehr das ursprüngliche EEG wiedergegeben, sondern das konventionelle EEG mittels Fourier-Transformation in sogenannte Frequenzspektren umgewandelt. Von diesen Frequenzspektren, die für 16 - 20 Ableitepunkte errechnet werden, werden durch Messung der Amplituden "Karten" angelegt.

Der entscheidende Unterschied zum normalen EEG und der Vorteil des Mapping liegt darin, daß feinere Frequenzunterschiede aufgezeichnet und topographisch erfaßt werden können. Ein erheblicher Nachteil ist allerdings, daß Muster im klassischen Sinn, wie z.B. Epilepsiemuster, verloren gehen. Diese Nachteile können jedoch durch spezielle

Mustererkennungsprogramme ausgeglichen werden. Die geschilderte Darstellung der Frequenzspektren allein ergibt noch keine "Gehirnkarte", sondern nur Einzelspektren mit Amplitudenangaben in Mikrovolt. Dazu bedarf es eines weiteren Prozesses. Durch lineare Interpolation der gemessenen Amplitudenwerte der einzelnen Spektren wird letztlich die Lücke gefüllt, die zur Bildgebung erforderlich ist. Dann wird den durch lineare Interpolation errechneten Zahlen ein bestimmter Farbwert zugeordnet. Dies führt zu topographischen Hirnkarten. Man hat sich geeinigt, hohe Aktivität mit roten und niedrige Werte mit blauen Farben darzustellen (siehe Abbildung 7 im Anhang, Seite VII). Neben dem EEG gibt es auch die Darstellung evozierter Potentiale, bei denen exogene Wellen in den primären sensorischen Zentren entstehen. Die endogenen Wellen machen allerdings einen "Umweg", der bei der P 300 zum Beispiel über den Hippocampus führt (Maurer et al. 1988a). Dies ist von Bedeutung, da der Hippocampus ein Bereich ist, der im Rahmen der Demenz und auch Psychosen besonders interessant ist (Hyman et al. 1984). Das Design der P 300 ist einfach und kann von mittelgradig dementen Patienten ausgeführt werden. Der Umweg der endogenen Welle P 300 führt in den allokortikalen Bereich, und zwar über die Projektionszentren, die Regio entorhinalis, den Tractus perforans, das Corpus amygdala, die Hippocampusformation, und danach wieder zurück über die Regio entorhinalis in die Assoziationszentren (Okade et al. 1983).

Auf diesem Weg durchläuft der Impuls jene Stationen, die von der Struktur und von der Funktion her gesehen bei der Demenz vom Alzheimer-Typ beeinträchtigt sind. Das EEG stellt mehr eine Meßmethode für die Oberflächenaktivität dar (Kortex), während mit der P 300 die Möglichkeit besteht, etwas tiefer gelegene Strukturen, also den Allocortex, funktionell zu testen.

Während ein EEG beim gesunden älteren Menschen nur geringfügig verändert ist (siehe Abbildung 7 im Anhang, Seite VII), zeigt ein EEG bei Patienten mit DAT eine Zunahme der Verlangsamung (Delta- und Theta-Aktivität) und eine Abnahme im Alpha- und Beta-Bereich (siehe Abbildung 8 im Anhang, Seite VIII) ohne spezielle Herdbefunde (Maurer et al. 1988 b). Solche EEG-Befunde sind mit Hilfe der Mapping-Methode nun wesentlich differenzierter geworden und unter Einbeziehung der Topographie können Details gesehen werden, die man beim bisherigen EEG ohne Topographie nicht wahrnahm.

Für den Alzheimer-Patienten ist im Alpha-Bereich eine Verlangsamung in der Größenordnung von 2-3 Hertz im EEG bekannt, während noch bei 70 Jahre alten gesunden Vergleichspersonen keine wesentlichen Änderungen in der Frequenz festzustellen sind. Daneben fiel bei DAT-Patienten auf, daß die Alpha-Felder nach frontal verlagert waren und somit nicht mehr das typische okzipitale Muster wie bei Gesunden aufwiesen (siehe Abbildung 8 im Anhang, Seite VIII). Auch bei den Beta- und Delta-Aktivitäten weisen gesunde 70-jährige Probanden beim Mapping deutliche Unterschiede zu Patienten mit DAT auf. DAT-Patienten zeigen in ihrer Delta-Aktivität neben einer Zunahme eine Ausbreitung an langsamer Tätigkeit nach zentral und parietal. Bei den Betawellen trat eine generalisierte Abnahme auf (siehe Abbildung 8 im Anhang, Seite VIII). Untersuchungen an DAT-Patienten zeigten außerdem, daß unter Zuhilfenahme der Beta-Aktivität eine Beurteilung des Schweregrades der Demenz möglich ist. Dabei korrelierte die Abnahme der Beta-Tätigkeit

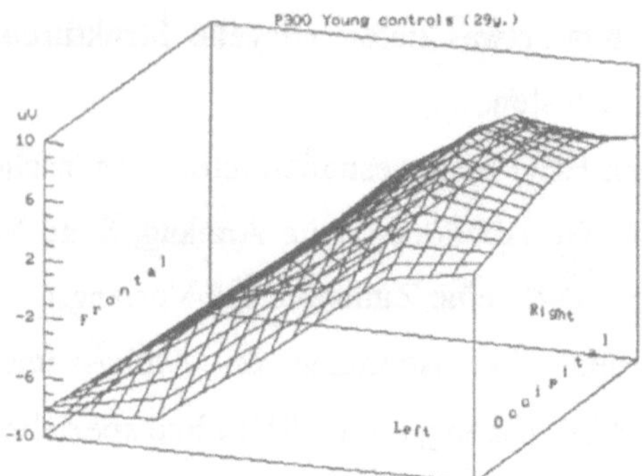

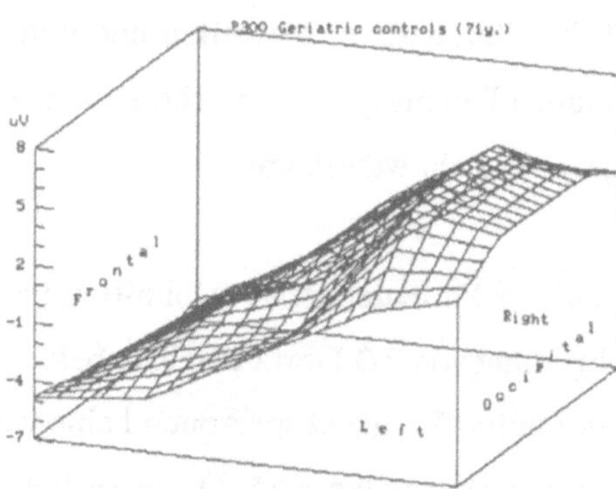

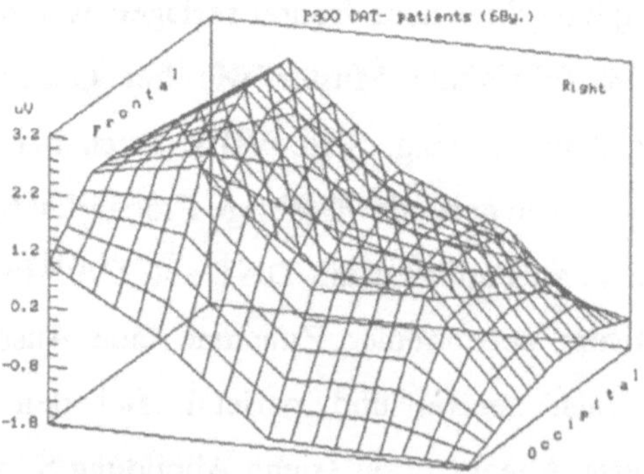

Zeltförmige Darstellung der P 300-Amplituden bei a) jungen Kontrollen (29 Jahre), b) geriatrischen Kontrollen (71 Jahre) und c) DAT-Patienten (68 Jahre). Bei DAT-Patienten parietale Amplitudenabnahme und frontale Amplitudenzunahme.

mit dem Schweregrad der Demenz, der mit dem Syndrom-Kurz-Test nach Erzigkeit ermittelt wurde (Ihl et al. 1988).

Die P-300-Topographie zeigt bei gesunden Probanden hohe Amplituden parietal und zentral (Abb. 1 a, Seite 92). Bei älteren Probanden fanden sich lediglich geringe Amplituden-Erniedrigungen (Abb. 1 b, Seite 92), während DAT-Patienten eine völlig andersartige Topographie aufwiesen (Abb. 1 c, Seite 92). Parietal und temporal fanden sich starke Amplituden-Erniedrigungen der Aktivität, während frontal noch relativ viel an Aktivität meßbar war. Dreidimensionale Karten eignen sich dabei besser zur Beurteilung der jeweiligen Befunde und zur Verlaufskontrolle während der Therapie (Abb. 1 a - 1 c, Seite 92). Ein erstaunliches Phänomen konnte bei DAT-Patienten nach einer Einmaldosis Pyritinol verzeichnet werden. Bei ihnen baute sich in weitaus stärkerem Maß als bei einem geriatrischen Kontrollkollektiv ein Alpha-Feld wieder auf, und zwar mit sehr starker Intensität vor allem im Parietal- und Okzipitalbereich. Weitere Karten mit Aufzeichnungen der übrigen Frequenzen gaben einen Einblick in die Delta-, Theta-, Alpha- und Beta-Aktivitäten. Gegenüber den Kontrollwerten der gesunden geriatrischen Probanden fand sich bei den DAT-Patienten zunächst vor Pyritinol-Gabe eine erhebliche Zunahme an Delta und Theta und eine Abnahme an Alpha. Zwei Stunden nach Applikation von Pyritinol trat das Gegenteil auf, das heißt Delta und Theta nahmen ab, während Alpha und Beta eine Zunahme erfuhren. Insgesamt konnte noch über einen Zeitraum von 12 Wochen dieses Muster aufrecht erhalten werden, so daß insgesamt nach Pyritinol-Gabe erhebliche Änderungen in den Frequenzen beobachtet wurden. Bei DAT-Patienten mit mittlerer Ausprägung der Demenz, bei denen üblicherweise eine ausgeprägte Delta-Tätigkeit auf praktisch der gesamten Hirnoberfläche besteht, beobachtet man nach Pyritinol-Gabe, daß sich die Delta-Tätigkeit verringert, allerdings in Gebieten wie den bekannten Prädilektionsstellen - also parietal - unbeeinflußt bleibt. Das läßt vermuten, daß in diesen Regionen ein struktureller Defekt vorliegt, der es unmöglich macht, daß die Substanz hier zu einem Rückgang an Delta-Tätigkeit führt. Neuroanatomisch scheinen dort die Zellausfälle am größten zu sein, wo auch die Glukoseutilisation am schlechtesten ist (Friedland et al. 1983). Dies sind auch die Areale, die auf die Therapie am wenigsten ansprechen. Insofern ergeben sich auch mit dem Brain-Mapping einige Parallelen zu Ergebnissen anderer bildgebender Verfahren.

Zusammenfassung:

Das Mapping des EEG und der evozierten Potentiale bringt neue Einblicke in die Demenz und auch ihre Therapie. Das EEG erlaubt einen gesamten Überblick über die kortikale elektrische Aktivität, während die P 300 einen Einblick in die Struktur der bei DAT befallenen Gebiete im Allokortex gibt. Bei Anwendung beider Methoden läßt sich ein noch besserer Einblick in die elektrische Hirntätigkeit gewinnen, der sicher in Zukunft auch neue Möglichkeiten für Anwendung und Verlaufskontrolle in der Therapie eröffnet.

Literatur

Brun A, Gustavson L (1976) Distribution of cerebral degeneration in Alzheimer's disease. Arch Psychiatr Neurol 223: 15-33

Duffy F H, Burchfiel J L, Lombroso C T (1979) Brain electrical activity mapping (BEAM): A method for extending the clinical utility of EEG and evoked potentials data. Ann Neruol 5: 309-321

Forster N L, Chase T N, Mansi L, Brooks R, Fedio P, Petronas N J, di Chiro G (1984) Cortical abnormalities in Alzheimer's disease. Ann Neurol 16: 649-654

Friedland R P, Budinger T F, Ganz E, Yano Y, Mathis C A, Coss B, Ober B A, Husemann R H, Derenzo S E (1983) Regional cerebral metabolic alterations in dementia of the Alzheimer type: Positron emission topography with 18F Fluorodeoxyglucose. J Comp Assist Tomogr 7: 590-598

Frölich L, Eilles C, Ihl R, Maurer K, Perisic I, Lanczik M (1989) rCBF by HMPAO-SPECT in dementia of Alzheimer type. Psych Res (accepted for publication)

Halgren E, Squires N K, Wilson C L, Crandell P H (1982) Brain generators of evoked potentials: The late (endogenous) components. Bull Los Ang Neruol Soc 47: 108-123

Hegerl U, Klotz S, Ulrich G (1985) Späte akustisch evozierte Potentiale - Einfluß von Alter, Geschlecht und unterschiedlichen Untersuchungsbedingungen. Z EEG-EMG 16:171

Hyman B T, van Hoesen G W, Damasco A R, Barnes C L (1984) Alzheimer's disease: cell-specific pathology isolates the hippocampal formation. Science 225: 1168-1170

Ihl R, Dierks T, Maurer K, Frölich I (1988) Lokalisation kognitiver Störungen bei Demenz vom Alzheimer Typ. Psycho 14: 381-382

Maurer K, Ihl R, Dierks T (1988 a) Topographie der P 300 in der Psychiatrie - II. Kognitive Felder bei Demenz. Z EEG-EMG 19: 26-29

Maurer K, Ihl R, Kuhn W, Dierks T (1988 b) Brain mapping of EEG and EP during physiological aging and in Parkinson's disease, dementia and depression. In: Przuntek H, Riederer P (eds) Early diagnosis and preventive therapy in Parkinson's disease, Springer, Wien, New York pp 117-124

Obrist W D (1954) The electroencephalogram of normal aged adults. Electroenceph Clin Neurophysiol 6: 235-244

Okada Y C, Kaufmann L, Williamson S J (1983) The hippocampal formation as a source of slow endogenous potentials. Electroenceph Clin Neurophysiol 55: 417-426

Reisberg B, London E, Ferris S H, Borenstein J, Scheier L, de Leon M J (1983) Language, motoric and mood, concomitants in primary degenerative dementia (PDD). Psychopharmacol Bull 19: 702-708

Normalisierung des Musters der regionalen Hirndurchblutung und der Gedächtnisaktivierung bei SDAT-Patienten nach Behandlung mit Pyritinol

*G. J. Spilich, Chestertown/USA**

In einer doppelblinden, placebokontrollierten Cross-over-Studie an Patienten mit leichter bis mittelschwerer spätbeginnender Alzheimer-Demenz (senile-onset dementia of Alzheimer type, SDAT) wurde gemessen, welchen Einfluß Pyritinol auf das Muster des regionalen zerebralen Blutflusses (regional cerebral blood flow, rCBF) unter gleichzeitiger Durchführung von kognitiven Leistungsfähigkeitstests hat.

Dabei zeigte sich, daß Pyritinol das zuvor pathologische Muster des rCBF normalisierte; zugleich verbesserten sich die Resultate der Patienten in den Hirnleistungstests signifikant.

Diese Verbesserung wurde mit dem Wortpaar-Lern-und-Wiederholungstest (WPLR) aus der Wechsler-Gedächtnisskala sowie mit dem experimentellen Contextual Effects upon Text Memory (CETM)-Test objektiviert. Der CETM-Test erwies sich insbesondere als geeignet, zwischen mindestens zwei Formen der Demenz zu unterscheiden.

---

*Die Ergebnisse dieser Studie beruhen auf Forschungsarbeiten eines internationalen Wissenschaftlerteams aus den Berkeley Labs, University of California/Berkeley, der Universität Lund, dem Gedächtnis-Forschungszentrum der Universitätskliniken Zagreb, dem Washington College, Chestertown sowie der Technischen Hochschule Darmstadt.

Einführung

Die Alzheimer'sche Krankheit wird zu einem immer größeren Gesundheitsproblem, das mit dem weiter steigenden Anteil der älteren Menschen an der Bevölkerung epidemische Ausmaße annimmt. Da bis heute keine Heilung möglich ist, würde schon eine partielle Besserung nicht nur die Lebensqualität der Erkrankten, sondern auch die der Angehörigen heben. Zusätzlich würden die gewaltigen finanziellen Belastungen durch die Alzheimer'sche Krankheit für die Gesellschaft verringert.

Wir meinen, daß Pyritinol ein besonders brauchbares Medikament für die Behandlung des Morbus Alzheimer darstellt. Pyritinol ist ein Pyridoxin-Derivat ohne Vitamin-B$_6$-Aktivität und abweichendem pharmakologischem Profil. Tierexperimentelle Ergebnisse lassen vermuten, daß Pyritinol die zerebrale Glukoseutilisation steigert und die neuronale Freisetzung von Azetylcholin fördert. Ferner werden die Konzentration von Azetylcholin in Kortex und Striatum sowie die Aufnahme von Cholin in Striatum und Hippocampus erhöht. Die kortikalen Spiegel von zyklischem Guanosinmonophosphat (cGMP) werden ebenfalls gesteigert.

Aufgrund der Ergebnisse klinischer Studien wird vermutet, daß Pyritinol den rCBF bei Patienten mit akuter zerebraler Ischämie erhöht, indem es die Formatio reticularis des Hirnstamms stimuliert. EEG-Studien ergaben, daß Pyritinol durch Aktivierung kortikaler und subkortikaler Strukturen die Vigilanz hebt. Darüber hinaus berichten einige Studien, daß Pyritinol wirksam in der Behandlung von Demenzen sein könnte und insbesondere die kognitiven Störungen dieser Patienten lindert.

Bislang gab es jedoch keine spezifische Studie über Patienten mit spätbeginnender Alzheimer-Demenz. Ziel der Studie war es daher, die Wirkung von Pyritinol bei diesen Kranken zu prüfen. Insbesondere erwarteten wir eine Normalisierung des Durchblutungsmusters, ferner sollte der Nutzen des CETM-Tests als Instrument zur Bestimmung des kognitiven Status von Demenz-Patienten untersucht werden.

Studiendesign

Die therapeutische Wirkung von Pyritinol wurde in einer randomisierten, doppelblinden, placebokontrollierten Cross-over-Studie geprüft. Nach einer zweiwöchigen Wash-out-Phase, in der die Patienten 3 x 1 Tablette Placebo bekamen, wurde über einen Zeitraum von zehn Wochen entweder Placebo oder Pyritinol verabreicht. Danach wurde das Medikationsschema für weitere zehn Wochen gewechselt, das heißt die Patienten, die zuerst Placebo erhalten hatten, bekamen nun Pyritinol und umgekehrt.

Die Dosis von Pyritinol betrug dreimal täglich 200 mg. Wegen des charakteristischen Geschmacks von Pyritinol enthielten auch die Placebo-Tabletten 10 mg Pyritinol; diese Dosis ist jedoch pharmakologisch unwirksam. Um die Compliance zu gewährleisten, nahmen die Patienten ihre Tabletten unter pflegerischer Aufsicht zu den Mahlzeiten ein.

Patienten

In die Studie wurden ursprünglich 31 Patienten aufgenommen, die alle nach entsprechender Aufklärung ihre Zustimmung erteilt hatten. Fünf

Patienten schieden aus der Studie aus: Einer erlitt einen tödlichen Herzinfarkt, die anderen verweigerten die rCBF-Messung, für die sie in die Klinik gebracht werden mußten.

Die übrigen 26 Patienten - sechs Männer und 20 Frauen -, die die Studie abschlossen, waren im Mittel 76,2 Jahre alt. Sie lebten in einem Altenpflegeheim in Zagreb; dort wurden alle Tests mit Ausnahme der rCBF-Messungen und der Computertomographien durchgeführt.

Die Insassen des Heims wurden zuerst anhand der DSM-III-Kriterien einem Demenz-Screening unterzogen. Um andere Ursachen einer Demenz auszuschließen, wurden folgende Informationen eingeholt: eine detaillierte Anamnese, EKG sowie routinemäßige Laboruntersuchungen einschließlich großem Blutbild, Urinanalyse und Bestimmung von Elektrolyten, Schilddrüsenhormonen und Vitamin B_{12} im Serum. Um intrakranielle Prozesse wie Schädel-Hirn-Trauma, Subarachnoidalblutung, Hirntumor, Hirnabszeß oder chronisches subdurales Hämatom als Ursache der Demenz auszuschließen, wurden Computertomogramme angefertigt. Ausschlußkriterien waren darüber hinaus: schwere Sprachstörungen wie Aphasie, schwere Dyslexie, Dysgraphie oder Hörstörungen, Alkohol- oder Drogenprobleme in der Anamnese, Schizophrenie oder schwere endogene Depression. Auch Patienten, für die ernste Veränderungen der Umgebung oder Belastungen, z.B. durch den Tod des Ehegatten, während der Studie zu erwarten waren, wurden ausgeschlossen, ebenso Kranke mit bekanntem Anfallsleiden oder Schlaganfall in den letzten drei Monaten. An der Studie nahmen auch keine Patienten teil, die wegen einer Hypertonie Reserpin erhielten oder mit Medikamenten behandelt wurden, die bei äl-

teren Menschen Verwirrtheitszustände hervorrufen können, wie Anticho-
linergika, Antihistaminika und Kortikoide. Schließlich wurden Patienten
ausgeschlossen, bei denen nach Ansicht der Untersucher nicht auf eine
Langzeitmedikation mit Antidepressiva, Neuroleptika, Sedativa, Hypno-
tika oder Nootropika verzichtet werden konnte.

Unabhängig davon wurden nur Patienten mit den Zeichen einer leichten
bis mittelschweren Demenz in die Studie aufgenommen; dies wurde mit
Hilfe des Syndrom-Kurztests (SKT) und der Standard Clinical Assessment
Geriatric Scale (SCAG) bestimmt. Zur Differentialdiagnose zwischen
SDAT, Multiinfarkt-Demenz (MID) und den Mischformen diente der
nach Rosen modifizierte Hachinsky-Score; Patienten, deren Demenz als
Mischform klassifiziert wurde, waren ausgeschlossen.

Als Kontrollkollektiv für die Messungen des rCBF wurden ältere Menschen gewählt, die in derselben Umgebung lebten und das gleiche Alter
hatten wie die Versuchspersonen. An ihnen wurde jedoch gemäß DSM-III
keine Demenz festgestellt, und sie erbrachten auf der SCAG-Skala und im
SKT altersentsprechende normale Leistungen.

Methoden

Alle Patienten wurden dreimal untersucht: am Ende der zweiwöchigen
Wash-out-Phase sowie nach jeder der beiden aufeinanderfolgenden zehn-
wöchigen Behandlungsperioden mit Placebo bzw. Pyritinol.

Hierbei wurden jedesmal eine psychiatrische und neurologische Untersu-

chung, psychometrische Tests und Messungen des rCBF während Ruhe
und mentaler Belastung durchgeführt.

Der CETM-Test:
Der CETM-Test beruht auf einem von G.J. Spilich und J. Voss (Universität Pittsburgh) entwickelten Forschungsprotokoll. Es zielt grundsätzlich
auf das kognitive Defizit, von dem wir glauben, daß es im Mittelpunkt der
SDAT steht, nämlich die Unfähigkeit, Gedankenschritte auszuführen, bei
denen Zusammenhänge zwischen unterschiedlichen Ereignissen herge-
stellt werden müssen.

Um diese Fähigkeit zu prüfen, geht der Test folgendermaßen vor: Jede
Testperson bekommt 24 Zielsätze gezeigt; schon zu Beginn wird ihr mit-
geteilt, daß sie sich später ausschließlich an diese Zielsätze erinnern muß.
Den Probanden werden außerdem kurze Zusammenhänge in je drei Sät-
zen (Hilfssätze) vorgelegt, deren Inhalt sich vor dem Zielsatz ereignet.
Man sagt ihnen aber deutlich, daß sie diese Hilfssätze nur lesen, um den
Zielsatz leichter zu verstehen, und daß sie nicht nach diesen Hilfssätzen
gefragt werden, sondern nur nach den Zielsätzen.

Der Zusammenhang zwischen den Hilfssätzen und dem Zielsatz ist in drei
Abstufungen unterteilt: starker, schwacher und kein Zusammenhang. Hier
ein Beispiel für "starken Zusammenhang": Der Zielsatz lautet: "Die Tüte
platzte auf, und Tomaten kullerten über den Tisch". Die Hilfssätze dazu:
"Wolfgang nahm die schwere Tüte aus dem Kofferraum seines Wagens.
Er trug sie in die Wohnung und stellte sie vorsichtig auf den Tisch. Er war
froh, diese schwere Tüte absetzen zu können." Darauf folgt der bereits

102

genannte Zielsatz. Zwischen den Kontextsätzen und dem Zielsatz besteht eine klare prädiktive Beziehung. Für den "schwachen Zusammenhang" würden die Hilfssätze für denselben Zielsatz so lauten: "Wolfgang trug die Einkaufstüte, die er aus dem Kofferraum seines Wagens genommen hatte. Er suchte nach seinem Schlüssel und öffnete die Tür. Als er die Tüte auf dem Tisch abstellte, klingelte das Telefon". Zielsatz: "Die Tüte platzte auf, und Tomaten kullerten über den Tisch". Hilfssätze und Zielsatz passen auch hier durchaus zueinander; es besteht ein starker sprachlicher Zusammenhang, aber der Zusammenhang hilft weder dabei, das Ziel vorherzusagen, noch Kontext und Ziel in einer Einheit zusammenzubringen. Eine Versuchsperson muß daher, um dieses Ziel zu verstehen, zusätzliche spezifische sprachliche Informationen schaffen, um diesen Zielsatz in geeigneter Weise zu kodieren.

Ein weiteres Drittel der Probanden sah diesen Zielsatz so, daß überhaupt kein hilfreicher Zusammenhang existierte; in ihren Heften stand für diesen Versuch nur dieser einzige Satz: "Die Tüte platzte auf, und Tomaten kullerten über den Ladentisch".

Der CETM besteht aus zwei Meßuntereinheiten: Einem Test zur freien Erinnerung und einem zur Wiedererkennung. Während der Proband bei der freien Erinnerung das Ziel selbst hervorbringen muß - z.B. wenn man nach dem deutschen Wort für "Airport" gefragt wird - erhält er bei der Wiedererkennungsaufgabe eine Liste von Wörtern vorgelegt, aus der das Zielwort ausgesucht werden muß: "An welchem der folgenden Orte findet man ein Flugzeug: Flughafen, Speisesaal oder Fahrkartenschalter?" Die zwei Maße sind unabhängig voneinander, und Untersuchungsergebnisse belegen, daß SDAT-Patienten in der freien Erinnerung und im Wiedererkennen unterschiedliche Defizite aufweisen. Ziel war es daher, diese beiden Effekte auseinanderzuhalten.

Messungen des rCBF:

Der regionale zerebrale Blutfluß wurde in den Morgenstunden mit Hilfe eines Standard-32-Detektoren-Cerebrographen (Novo Diagnostic Systems) bestimmt. Die erste Messung fand unter Ruhebedingungen statt. Das ^{133}Xenon wurde eine Minute lang über eine Atemmaske inhaliert. Anschließend registrierte man über zehn Minuten die Auswaschung des Isotops nach der von Obrist und Risberg beschriebenen Methode.

Nach dieser ersten Messung durften sich die Patienten etwa 15 Minuten lang in einer horizontalen Lage ausruhen. Anschließend wurde die Messung unter Aktivierung wie von Mubren beschrieben durchgeführt. Zur verbalen Aktivierung diente eine leicht veränderte Fassung des Wortpaar-Lern-und-Erinnerungstests (WPLR), des letzten Tests aus der Wechsler-Gedächtnisskala. Zwölf Wortpaare - sechs davon in engem Zusammenhang: Eisen/Stahl, Silber/Gold, der Rest ohne engen sprachlichen Zusammenhang: Kohl/Pfanne, Schule/Lebensmittelgeschäft - wurden während dieser zweiten Messung dreimal über Tonband vorgespielt. Nach jeder Darbietung dieses WPLR wurde die Erinnerung an die Wortpaare aufgezeichnet und zeitgleich der rCBF gemessen. Das Sprechen forderte von den Patienten keine besondere Anstrengung, denn in die Atemmaske war ein Mikrophon eingebaut.

Die rCBF-Daten wurden auf einem Hewlett-Packard-Computer gesammelt und ausgewertet. Für die Analyse aller rCBF-Daten wurde die Anfangssteigung der Kurve verwendet, der Initial Slope Index (ISI), wie von Risberg et al. 1975 beschrieben.

Ergebnisse

In sogenannten rCBF-Karten wurde die lokale Veränderung der Hirndurchblutung während der kognitiven Belastung dargestellt. Hierbei zeigt sich ein deutlicher Unterschied zwischen gesunden Kontrollpersonen und SDAT-Kranken: bei letzteren führt die kognitive Anforderung nur zu einem undifferenzierten Anstieg der Flußwerte, während sich bei Gesunden ein spezifisches Aktivierungsmuster in insgesamt 13 Regionen erkennen läßt. Die Alzheimer-Patienten sind demnach nicht in der Lage, ihre Reserven in für die Lösung der Übungsaufgaben angemessener Weise zu mobilisieren. (s. Abb. 1 + 2, Seite 106)

Das wichtigste Ergebnis dieser Studie ist die Beobachtung, daß die SDAT-Patienten während der Behandlung mit Pyritinol im Vergleich zur Kontroll- oder Placebophase nicht nur bessere Leistungen im WPLR erbrachten, sondern daß sich auch das Muster der kortikalen Hirndurchblutung bis zu einem gewissen Grad normalisierte. (s. Abb. 3, Seite 106)

Die CETM-Ergebnisse in der freien Erinnerung und im Wiedererkennen während Placebo- und Pyritinol-Medikation wurden als relative Verbesserung gegenüber dem Ausgangswert ausgedrückt. Hierbei wurde auch unter Placebo eine geringe Verbesserung verzeichnet; unter Pyritinol war der Anstieg jedoch wesentlich größer. Die Verbesserung von Placebo und Verum jeweils gegenüber der Vorbehandlungsperiode in freier Erinnerung und in Wiedererkennung waren signifikant. Ebenfalls signifikant war die Verbesserung unter Pyritinol im Vergleich zur Placebo-Phase; hier betrug die Verbesserung 270 Prozent bzw. 2,7 für die freie Erinnerung und 250 Prozent bzw. 2,5 für das Wiedererkennen. Somit zeigten im CETM sowohl die Placebobehandlung als auch die Substanz eindeutige Effekte.

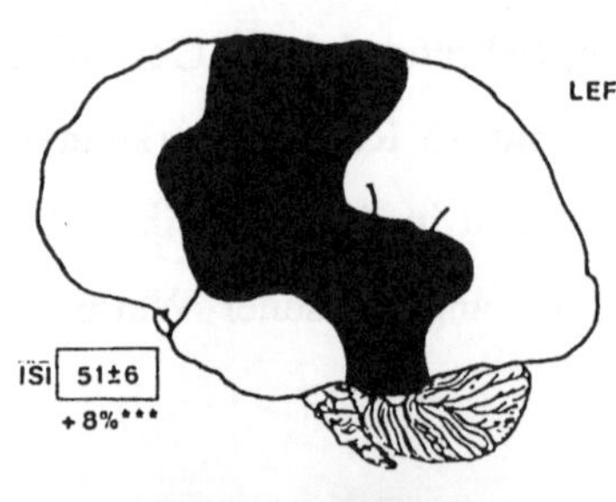

■ = *signifikanter Anstieg (< 0,01) der regionalen Hirndurchblutung der linken Hirnhälfte während der Aktivierung durch WPLR.*

__Abb. 1:__ Regionale Hirndurchblutung (rCBF) nach Aktivierung mentaler Funktionen gesunder Probanden.

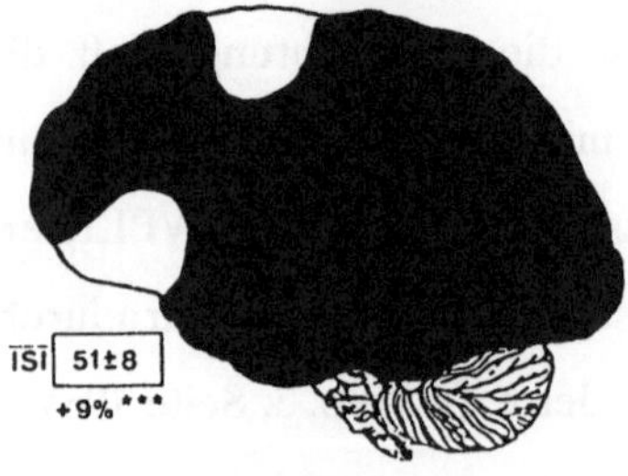

__Abb. 2:__ Regionale Hirndurchblutung (rCBF) nach Aktivierung mentaler Funktionen bei Patienten mit seniler Demenz vom Alzheimer-Typ: Diffuse, ungezielte Mehrfachdurchblutung in allen Rindenfeldern.

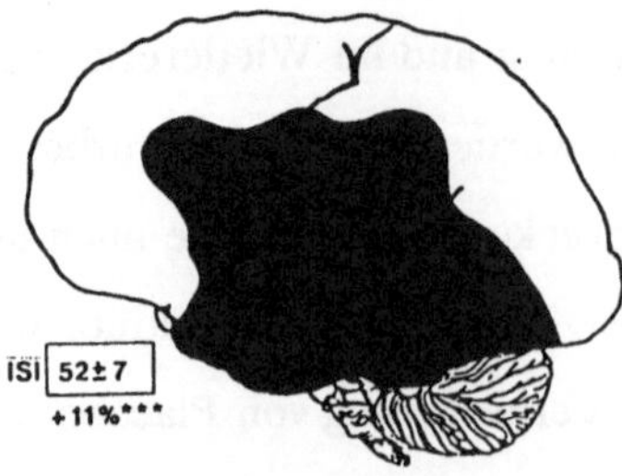

__Abb. 3:__ Regionale Hirndurchblutung (rCBF) nach Aktivierung mentaler Funktionen bei Patienten mit seniler Demenz vom Alzheimer-Typ nach 10-wöchiger Therapie mit Encephabol[R] forte: Das Durchblutungsmuster entspricht weitgehend dem gesunder Probanden.

Wie beschrieben, besteht der CETM aus drei verschiedenen Niveaus der kognitiven Anforderung hinsichtlich der Manifestation von Gedächtnisinhalten: Starker Zusammenhang, schwacher Zusammenhang und kein Zusammenhang - die Versuchsperson muß im letzten Fall selbst einen Zusammenhang schaffen.

Allgemein kam es unter Pyritinol für alle drei Grade des Zusammenhangs zu einer stärkeren Verbesserung als unter Placebo. Die Muster der kognitiven Reaktionen auf die drei Anforderungsstufen unterschieden sich jedoch. Wir erwarteten, daß verschiedene Demenzformen mit unterschiedlicher Pathologie verschiedene kognitive Profile als Antwort auf die drei Anforderungsgrade zur Folge haben. Tatsächlich unterschieden sich die Antworten der Patientengruppe mit Multiinfarkt-Demenz auf die drei kognitiven Anforderungsgrade von denen der Alzheimer-Patienten.

Schlußfolgerung

Pyritinol bewirkt eine Normalisierung des Blutflusses, der sich dem Muster gesunder älterer Personen annähert. Die Werte für den mittleren Blutfluß nach Aktivierung und der prozentuale Anstieg gegenüber der Ruhephase zeigten bei allen Patienten der Studie keine wesentlichen Unterschiede. Die Analyse der kortikalen Muster, die Qualität der Unterschiede, mit denen die Aktivierung stattfand, und insbesondere die Analyse des Ausmaßes der Aktivierung sind jedoch wichtiger als die Absolutwerte des Blutflusses.

Gesunde ältere Menschen schnitten während der Aktivierung durch den

WPLR-Test besser ab als Alzheimer-Kranke: Bei den Gesunden erhöhte sich der zerebrale Blutfluß in 13 Regionen signifikant. Parallel mit dem schlechteren Abschneiden in den Tests wurde bei den Alzheimer-Patienten ein Anstieg des zerebralen Blutflusses in fast allen gemessenen Hirnregionen über beiden Hirnhemisphären in insgesamt 28 Regionen beobachtet. Nach Behandlung mit Placebo besserte sich die Leistung der Alzheimer-Patienten im WPLR signifikant; diese Verbesserung ging mit einer Abnahme der Anzahl der aktivierten Regionen einher. Nach Behandlung mit Pyritinol zeigten die Ergebnisse eine eindeutige Verbesserung sowohl gegenüber Placebo als auch im Vergleich mit den Ausgangswerten an; das Aktivierungsmuster glich sich dabei den Ergebnissen an, die an gesunden älteren Menschen ermittelt wurden.

Wiederum verbesserten sich die WPLR-Scores signifikant, während die Zahl der aktivierten Regionen in der Pyritinol-Gruppe signifikant abnahm, so daß sie nur noch geringfügig höher war als in der Kontrollgruppe.

Der CETM erwies sich als geeignet, mindestens zwei Demenzformen zu unterscheiden; ferner konnte er zwischen Placebo- und Pyritinol-Antwort differenzieren. In zukünftigen Studien soll geprüft werden, ob der CETM auch für die Früherkennung von Respondern nützlich ist.

Wichtigstes Ergebnis der Studie war schließlich, daß sich Pyritinol als brauchbares Medikament in der Behandlung der spätbeginnenden Demenz vom Alzheimer-Typ erwiesen hat.

Literatur beim Verfasser

Resümee des Chairman der Veranstaltung

S. Hoyer, Heidelberg/FRG

In meinem Rückblick auf diese Veranstaltung möchte ich nur einige Aspekte zusammenfassend darstellen, die mich sehr angesprochen haben und von denen ich meine, daß sie auch in Zukunft unbedingt weiterentwickelt werden müßten.

Der Chronologie der Vorträge folgend möchte ich mit den Beiträgen zu den Fragen der Grundlagenwissenschaften beginnen. Es wurde sehr eindrücklich demonstriert, daß Forschungsarbeiten auf molekularem und zellulärem Gebiet zu erheblichen Erkenntniszuwächsen in der Pathobiochemie der Demenz vom Alzheimer-Typ geführt haben. Die Wissenschaftler sind auch in Zukunft aufgerufen, an diesen Gedanken weiterzuarbeiten, zu noch konkreteren Ergebnissen zu kommen, um weitere Steine zur Lösung des Puzzles Morbus Alzheimer zu liefern. So würde ich es z.B. für äußerst sinnvoll halten, wenn man die von den Dres. Martin und Blusztajn vorgestellten Modelle unter pathophysiologischen Bedingungen wie etwa einer zerebralen Ischämie prüfen würde, um offene Fragen der neuronalen Schädigungssequenz kennenzulernen und zu untersuchen, an welchen Punkten eine therapeutische Intervention möglich ist. Es wäre Aufgabe des Produktherstellers, hier vertiefend tätig zu werden.

Für mich war es sehr beeindruckend, in welcher Weise mit heute gebräuchlichen klinischen Verfahren die Möglichkeit besteht, differentialdiagnostische Hilfestellung bei der Diagnosefindung von Demenzen zu leisten und Hinweise auf Therapieeffekte zu geben. Für den forschenden Kliniker würde sich aus meiner Sicht die zukünftige Aufgabe stellen, das eine von ihm beherrschte Verfahren mit anderen Untersuchungsmöglichkeiten zu korrelieren, wie etwa psychometrische Tests mit neurophysiologischen oder/und neuroradiologischen Verfahren. Dies ist auch deshalb dringend notwendig, um dem niedergelassenen Arzt, der nicht über einen direkten Zugang zu solchen differentialdiagnostischen Möglichkeiten verfügt, aus der Summation der Ergebnisse ein Extrakt zu geben, mit dem er dann in der Praxis arbeiten kann.

Um dies zu erreichen, ist es jedoch zunächst erforderlich, die Validität psychometrischer Verfahren zu sichern und nur solche Testmethoden zu gebrauchen, die Symptome sensibel genug erfassen und scharf genug voneinander trennen können. So kann schließlich eine Testbatterie erarbeitet und mit elektrophysiologischen und neuroradiologischen Methoden gekoppelt werden, woraus sich dann ein verläßliches Instrumentarium zur Differentialdiagnose von Demenzen rekrutieren kann. Zweifellos kann mit einem solchen Bündel von Maßnahmen auch die Wirksamkeit von Pharmaka mit einem hohen Sicherheitsgrad belegt werden.

Somit ist sowohl in den Grundlagenwissenschaften als auch in der klinischen Forschung zum Demenzproblem noch einiges zu tun. Derjenige, der meint, mit einem Erkenntnisstand von vor 20 Jahren hier zurechtkommen zu können, dürfte sich nicht auf der Höhe der Entwicklung befinden.

Einen weiteren weißen Fleck auf der Landkarte der Demenz stellt die

Wirkungsweise der Pharmaka dar, mit denen Kollegen in Klinik und Praxis arbeiten. Neben der klinischen Wirksamkeit besteht heute die Notwendigkeit, den Wirkungsmechanismus eines Pharmakons zu definieren, um so die Indikationsbreite beschreiben zu können. Das ist gerade bei der ursächlich so heterogenen Erscheinungsform von Demenzen notwendig. Haben wir erst einmal deutlichere Hinweise über klinische Wirksamkeit und pathobiochemische Effektivität eines Pharmakons, können wir diejenigen, die heute noch den therapeutischen Nihilismus bei Demenzen vertreten, leicht in die Schranken weisen.

Demenzen sind chronische Krankheitsbilder und verlangen somit auch über längere Zeit hin eine therapeutische Intervention. Überlegungen zur Kosten-Nutzen-Analyse bei der Therapie von Demenzen mit dem Ziel, eine solche für wenig sinnvoll zu erklären, nur weil die Ursache der Demenz nicht bekannt ist und so allenfalls eine symptomatische Therapie in Betracht kommt, müssen als inhuman und schädlich angesehen werden. Es ist eigentlich unfaßbar, daß solche Überlegungen fast ausschließlich im Zusammenhang mit mental chronisch Kranken angestellt werden.

Andere chronische Krankheitsbilder wie z.B. die Polyarthritis, karzinomatöse Prozesse oder der Diabetes mellitus sind in ihren Ursachen auch nicht abgeklärt, und die Behandlung erfolgt mehr oder weniger symptomatisch. In diesem Bereich werden zum Glück für die Betroffenen kaum solche unwürdigen Überlegungen zur Kosten-Nutzen-Frage angestellt. Es ist zu fordern, daß die gleichen medizinischen und sozialen Denk- und Handlungsweisen, die für nicht zerebrale chronische Erkrankungen gelten, auf chronische Erkrankungen des zentralen Nervensystems ausgedehnt werden. Im anderen Fall würde dieses zu einer sozialen Euthanasie an chronisch hirnkranken Patienten führen.

Abschließend darf ich den Organisatoren dieser Veranstaltung meinen Dank sagen, uns die Möglichkeit gegeben zu haben, einen intensiven Gedankenaustausch pflegen zu können zwischen Grundlagenforschung, Klinikern und Praktikern. Mein Dank gilt auch den Referenten, die es verstanden haben, die nicht immer einfache Materie anschaulich darzustellen.

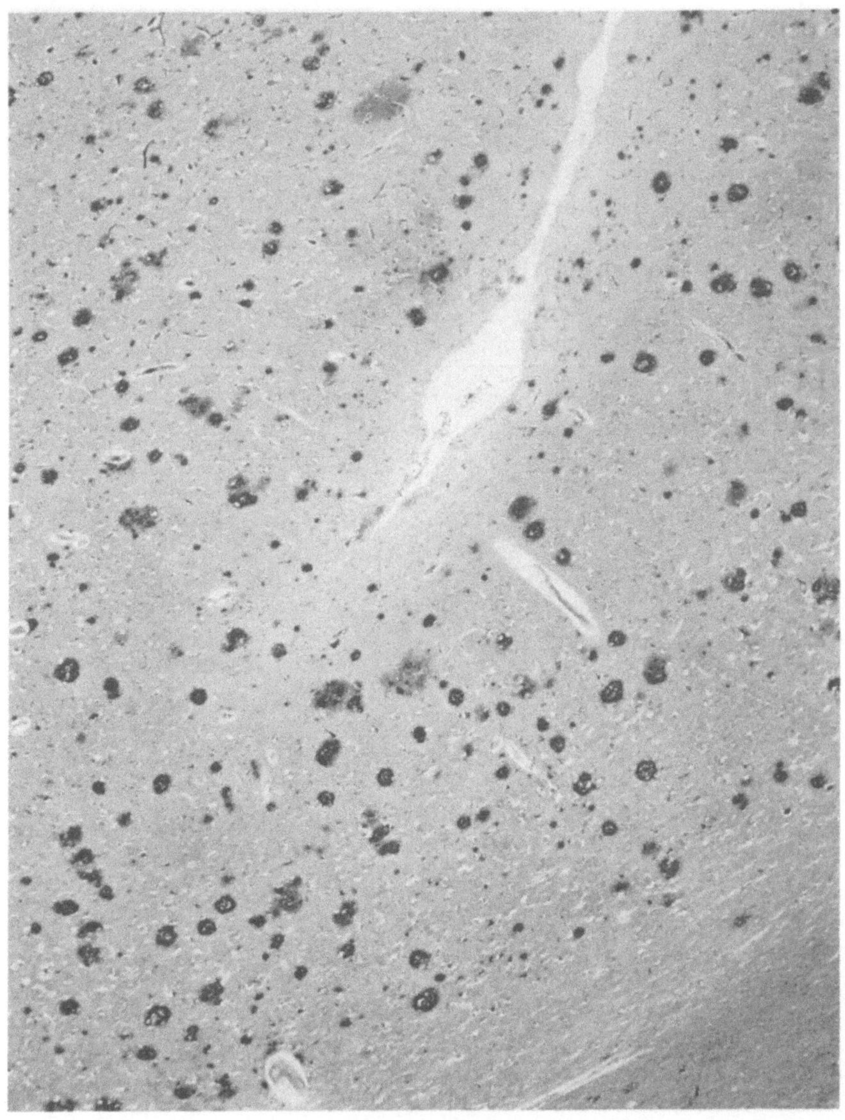

Senile Plaques in der Schläfenlappenrinde bei seniler Demenz vom Alzheimer-Typ, 71-jähriger Patient. Silber-Imprägnation nach Bielschowsky.

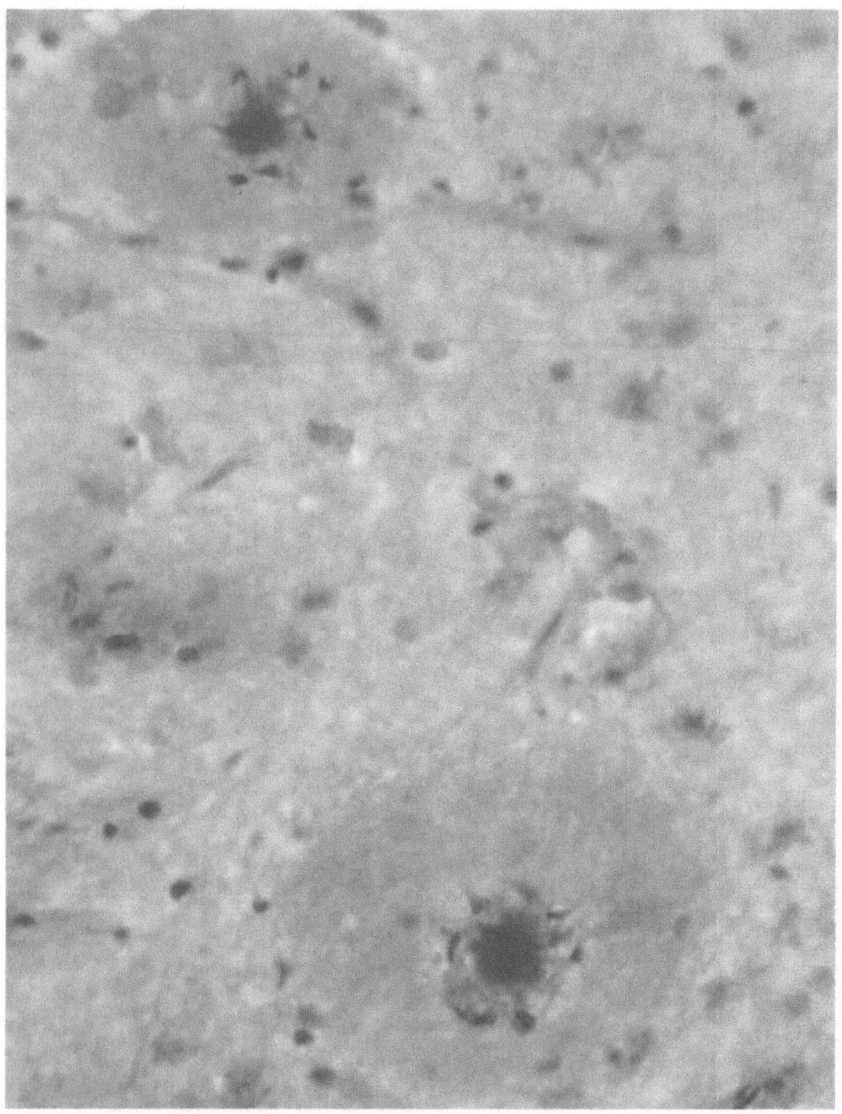

Senile Plaques in der Scheitellappenrinde bei präseniler Demenz vom Alzheimer-Typ, 46-jährige Frau. Ringförmig angeordnete Mikrogliazellen. Periodsäure-Schiff-Reaktion.

II

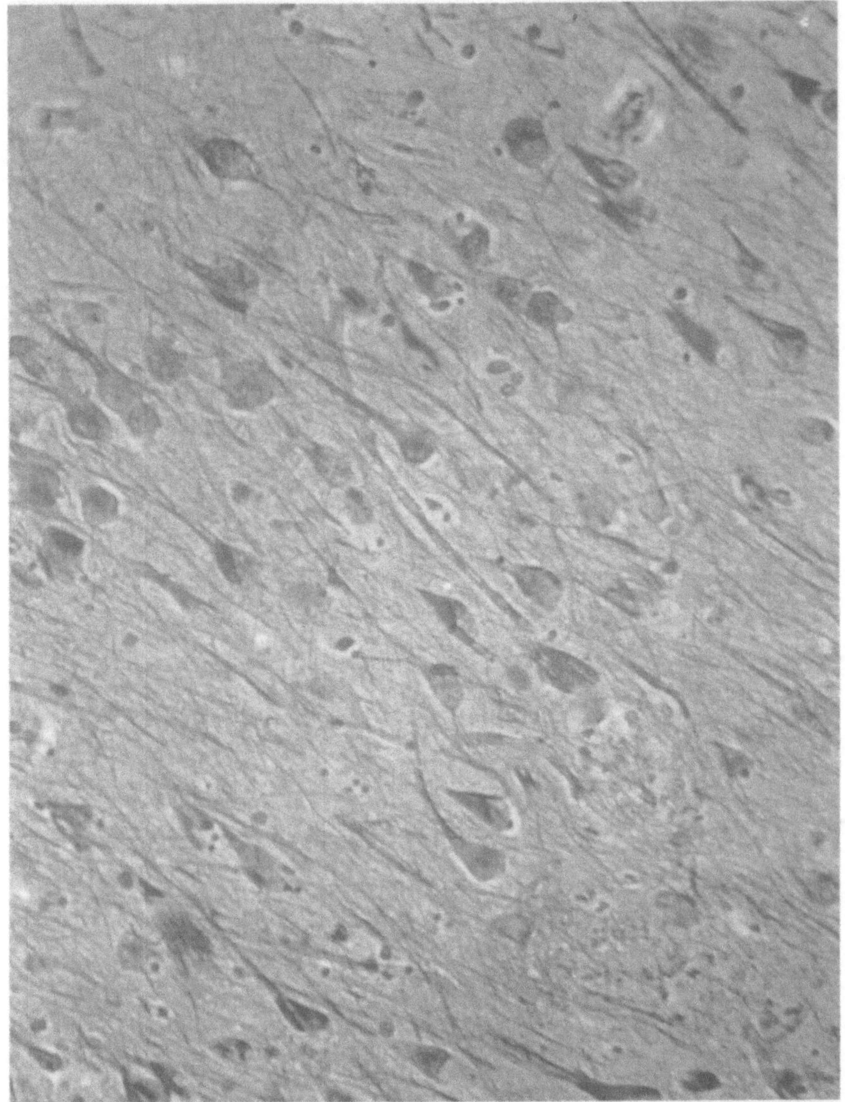

Alzheimer'sche Neurofibrillen im Sommer'schen Sektor des Ammonshorns, präsenile Demenz vom Alzheimer-Typ, 52-jährige Patientin. Die pathologischen Fibrillenbündel leuchten rot auf. Silber-Imprägnation nach Bielschowsky, polarisiertes Licht.

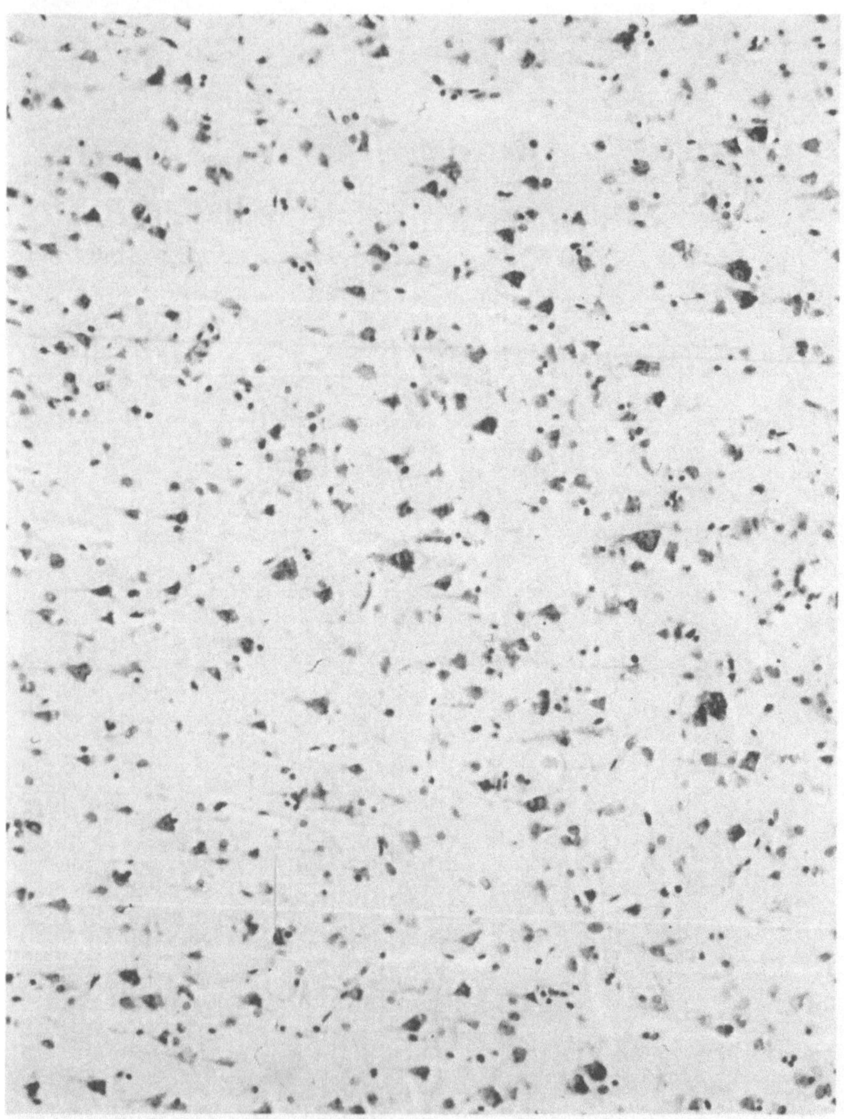

Nervenzellausfall und degenerierende Nervenzellen in der Schläfenrinde bei seniler Demenz vom Alzheimer-Typ, 88-jähriger Patient. Kresylviolett-Färbung.

Topographische EEG-Veränderungen (Relative Power der Delta/Theta-, Alpha- und Beta-Aktivität) unter Hypoxie (9.8% O_2) 1 Stunde nach Placebo, 600 und 1000 mg Pyritinol im Vergleich zur Normoxie (21% O_2) (n = 12).

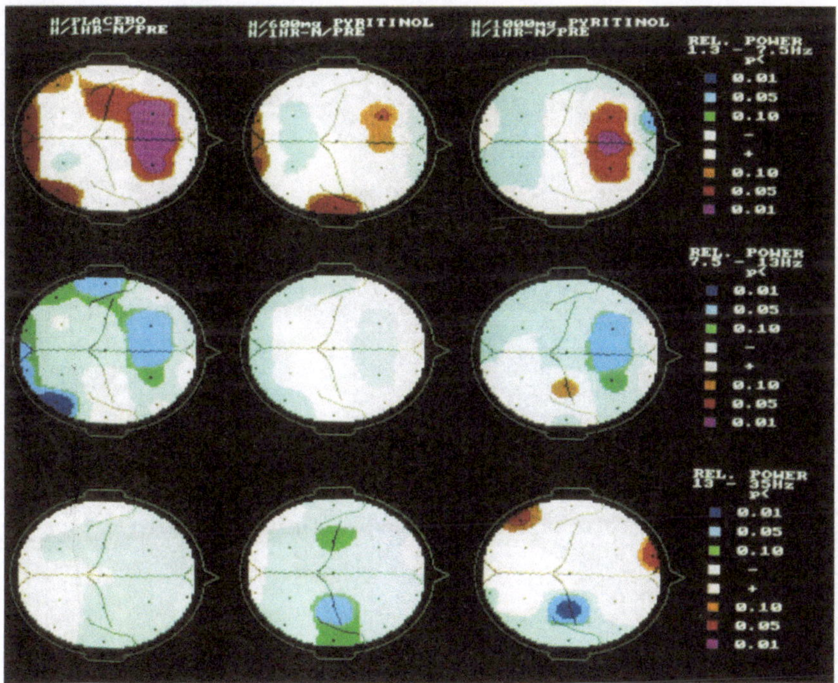

Eine 8-Farben-Skala zeigt die Unterschiede zwischen Hypoxie und Normoxie unter Placebo (links), 600 mg Pyritinol (Mitte) und 1000 mg Pyritinol (rechts), ausgedrückt in auf t-Werten basierenden p-Werten: Blau repräsentiert eine Abnahme auf dem 1%-Niveau; Hellblau eine Abnahme auf dem 5%-Niveau; Grün eine Abnahme auf dem 10%-Niveau; Hellgrün repräsentiert einen Trend zur Abnahme; Hellorange einen Trend zur Zunahme; Orange eine Zunahme auf dem 10%-Niveau; Hellrot eine Zunahme auf dem 5%-Niveau und Rot eine Zunahme auf dem 1%-Niveau.

Unter Placebo/Hypoxie nimmt die Delta/Theta-Aktivität speziell über beiden frontalen, den linken zentralen und okzipitalen und den rechten okzipitalen und okzipito-temporalen Gehirnregionen zu, während die Alpha-Aktivität abnimmt. Die beiden Dosierungen von 600 und 1000 mg Pyritinol vermindern diese Hypoxie-induzierte Vigilanzabnahme. Es zeigen sich keine wesentlichen Veränderungen in der Beta-Aktivität.

Topographische EEG-Veränderungen (relative Power der Delta/Theta, Alpha- und Beta-Aktivität) unter Hypoxie (9.8% O_2) 7 Stunden nach Placebo, 600 und 1000 mg Pyritinol im Vergleich zur Normoxie (21% O_2).

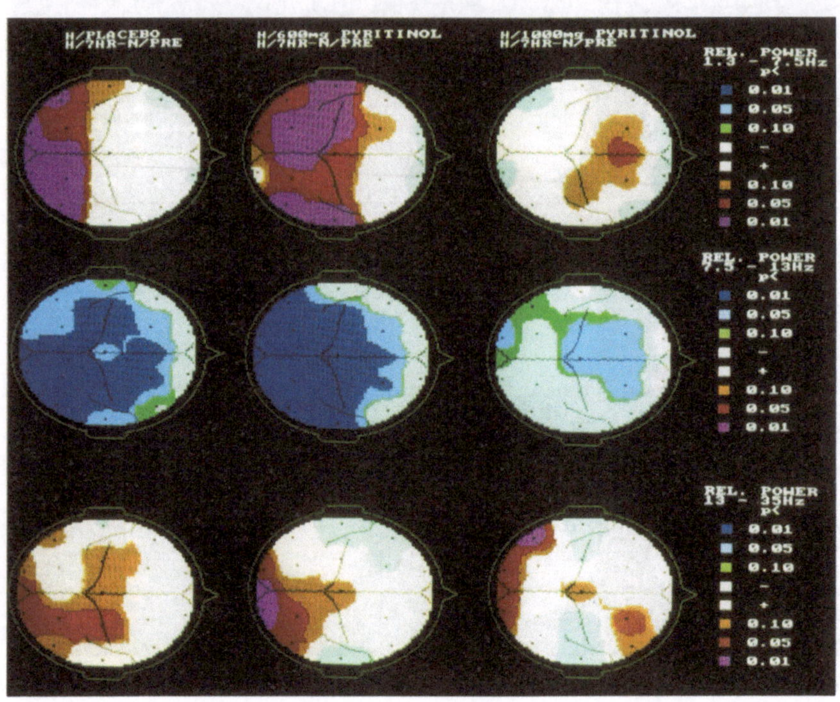

Die Beschreibung der Farben-Skala möge der Legende aus Abbildung 5 entnommen werden.

Die Hypoxie induziert 7 Stunden nach Placebo eine ausgeprägte Zunahme der Delta/Theta-Aktivität, eine Abnahme der Alpha-Aktivität sowie eine Zunahme der Beta-Aktivität. Dies wird zu dieser Stunde nur durch 1000 mg Pyritinol vermindert.

VI

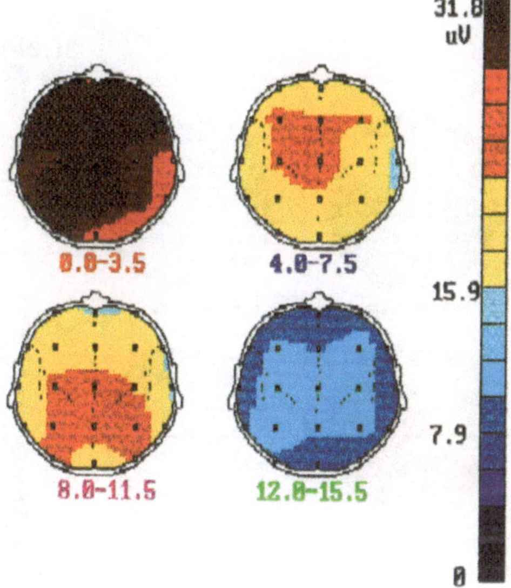

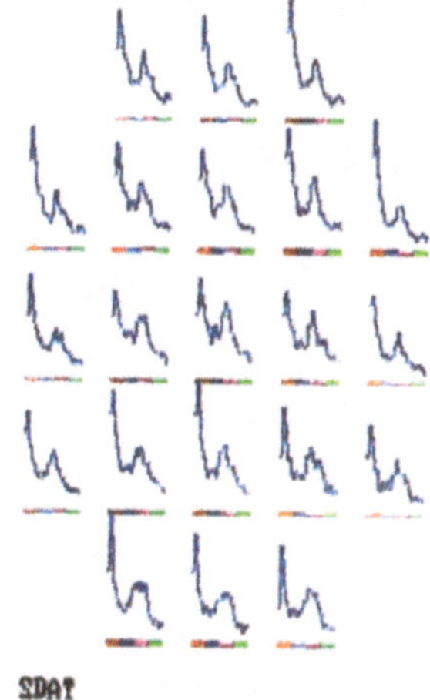

EEG-Topographie bei geriatrischen Kontrollen mit den Frequenzbereichen 0-3.5 hz (Delta), 4-7.5 Hz (Theta), 8-11.5 Hz (Alpha) und 12-15.5 Hz (Beta). Die Karten repräsentieren Amplituden der Spektren in den 4 Hauptfrequenzbereichen. Niedrige Intensität wird mit blauer und hohe Intensität mit roter Farbgebung dargestellt.

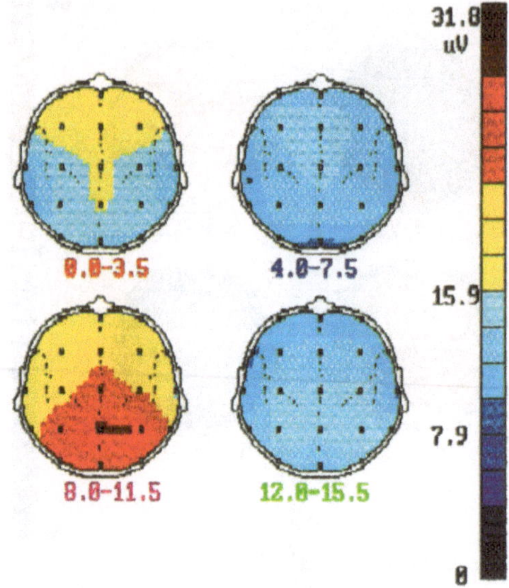

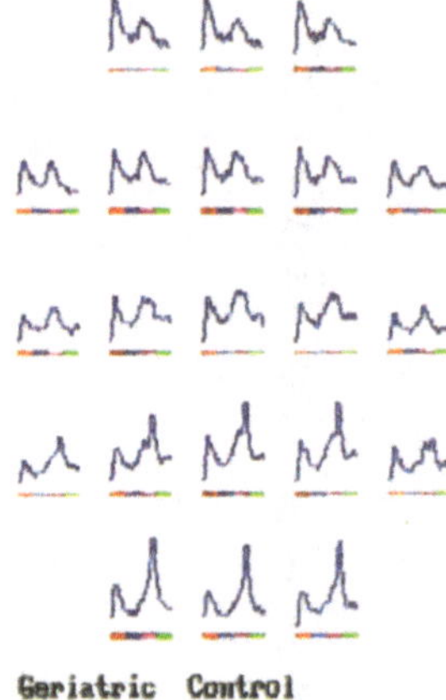

EEG-Topographie bei DAT-Patienten mit identischen Frequenzbereichen wie in Abb. 1. Man sieht eine Zunahme an Delta und Theta und eine Abnahme an Alpha und Beta.